Für meine Mama und Achim

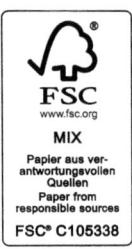

>Akzeptanz und Bewältigung chronischer Krankheiten und Depressionen. Für Angehörige und Betroffene<

© 2016 Heike Führ

Originalausgabe Februar 2016

© 2016 Herstellung und Verlag: BoD – Books on Demand, Norderstedt

ISBN: 9783739245331

Alle Rechte vorbehalten

All Rights reserved - Das Werk darf - auch teilweise - nur mit Genehmigung des Verlags und Autors wiedergegeben werden.

© 2016 Satz, Layout: Heike Führ

Foto Cover: Norbert Dittmar

Bibliografische Information der Deutschen Nationalbibliothek: Die Deutsche Nationalbibliothek verzeichnet diese Publikation in der Deutschen Nationalbibliografie; detaillierte bibliografische Daten sind im Internet über http://dnb.de abrufbar. Printed in Germany

Heike Führ

Akzeptanz und Bewältigung chronischer Krankheiten und Depressionen
Für Angehörige und Betroffene

INHALTSVERZEICHNIS

Vorwort

TEIL I / Depressionen

Depression – Was ist das?

Depression oder depressive Verstimmung?

Depression: Unterschiedliche Formen

Diagnose

ICD-10

Symptome

Fragen, die man sich selbst stellen kann

Wann sind Depressionen ernsthaft krankhaft?

Verschiedene Arten der Depression bei MS

Depression und Schlaf: ein Teufelskreis

Suizid & Depression

Ursachen

Was tun?

Tipps bei Depressionen

Wie gehe ich am besten mit einer Depression um?

Behandlung

Sonstiges Wissenswertes

Schwerbehinderung

Burnout

Boreout

Kann ich mich vor einer Depression schützen?

FATIGUE & Depression

Depression: Belastung für die Partnerschaft

FATIGUE

*Fatigue, ein Text

TEIL II Wissenswertes

VERTRAUEN

- Urvertrauen
- Vertrauen
- Wie kann man Selbstvertrauen aufbauen?

Selbstachtung und Selbstwertgefühl

Kränkung

Akzeptanz

Bedürfnisse

Probleme sind auch Chancen

*Resilienz

Coping

*Coping

Motivation

Seelenhund Smiley

Lachen

TEIL III Bewältigung

Bewältigung

*Status Quo

Stress

Krisen

TEIL IV Angehörige

Vorwort

Was können Partner tun?

Text zum Thema Angehörige

1) HILFE für Angehörige
- Vorwort
2) Tipps für Angehörige
- Wenn der Kranke nach Hause kommt
- Alltag
- Alltag mit MS UND Depressionen/Fatigue
- Sexualität
- Angst
- Freunde
- Hilfe annehmen
- Achtsamkeit sich selbst gegenüber
- Miteinander reden
- Tipps zum reden
- Grenzen
- Was nicht hilft

TEIL V Meine Texte

TEIL VI Meine Texte

Teil VII Interviews

TEIL VIII VERSCHIEDENES

„Die Trauer kommt und geht ganz ohne Grund.
Und man ist angefüllt mit nichts als Leere.
Man ist nicht krank und ist auch nicht gesund.
Es ist, als ob die Seele unwohl wäre."
-Erich Kästner-

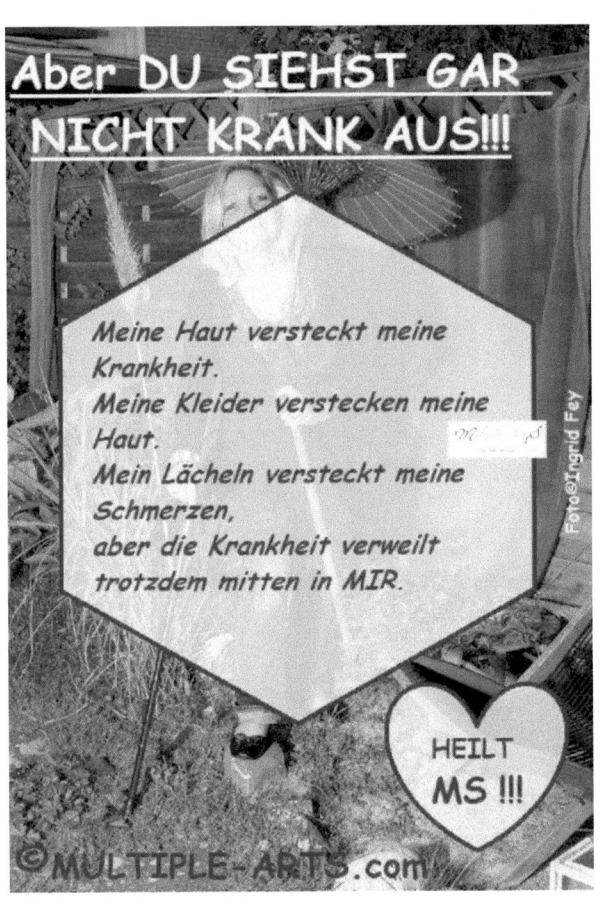

Vorwort

Liebe Leser,

an einer chronischen Erkrankung zu erkranken kann die Welt der Betroffenen und ihrer Angehörigen von einer Sekunde auf die andere verändern – und selten positiv in diesem Moment des Schocks. Häufig führt dieser Schockzustand auch zur Depression. Natürlich kann sich dies alles im Laufe der Zeit auflösen, man gewöhnt sich an die Erkrankung und wird auch wieder viel Freude erleben können. Und doch werden Ängste und Sorgen immer mal mehr oder weniger präsent sein. Bewältigung ist das Zauberwort. Dieser Bewältigung und der dazugehörigen Strategien möchte ich mich hier annehmen. Und da die Erkrankung immer auch die Partner, die Familie, sowie auch Freunde betrifft, habe ich all den Angehörigen ein extra Kapitel gewidmet.

„Depression" ist ein gewaltiges Wort, das schnell auftaucht, wenn es um die Bewältigung einer Erkrankung geht und es löst oftmals auch gewaltige Emotionen aus. Betroffene werden ihre Depression verfluchen; Angehörige werden oft am Verzweifeln sein und wieder andere werden sie gedanklich negativ besetzen.

Depression ist deutlich mehr als ein Wort, mehr als ein bloßer Zustand. Deshalb widme ich den verschiedenen Formen der Depression hier auch ein großes Kapitel. Eine schwere Depression ist zerstörerisch, niederschmetternd und Angst machend. Nichts zu fühlen - weder Freude, noch weinen zu können; nur Leere empfinden; eine Wand sehen, die den Betroffenen umgibt und die er nicht durchbrechen kann; Gedanken, die immer nur um einen selbst kreisen; das Gefühl, dass man nichts kann, nichts wert ist – das sind Aussagen Betroffener und sie wiederholen sich immer wieder. Dazu kommen Schuldgefühle, da sie Angst haben, sie würden anderen zur Last fallen. Depression ist etwas ganz anderes als eine vorübergehende Niedergeschlagenheit oder Trauer über einen Verlust oder eine schwierige Lebenssituation.

Depression ist eine Erkrankung, die viele Aspekte der Persönlichkeit beeinträchtigen kann - die Befindlichkeit, das Denken, die Einstellung zu anderen Menschen, aber auch die körperliche Leistungs- und Genussfähigkeit. Dies sind wichtige Persönlichkeitsmerkmale, die plötzlich außer Kraft treten können und den Betroffenen und auch den Angehörigen vor eine große Aufgabe stellen. Viele Angehörige erkennen ihren Partner/Sohn/Tochter/Freund nicht mehr wieder – Entfremdung ist womöglich vorprogrammiert, wenn keine professionelle Hilfe in Anspruch genommen wird.

Depressionen können die Folge anderer Erkrankungen, aber auch ein eigenständiges Krankheitsbild sein. Fakt ist – wer echte Depressionen hat ist krank und bildet sich seine Symptome nicht ein!

Da Depressionen sehr oft auch im Zusammenhang mit Fatigue (abnorme Erschöpfung und Erschöpfbarkeit) auftreten – sei es bei Patienten mit Krebserkrankungen oder anderen chronischen Krankheiten wie Multiple Sklerose (MS), möchte ich auch auf das Thema Fatigue in diesem Zusammenhang auch noch einmal eingehen.

Außerdem sind mir die Angehörigen ein wichtiger Bestandteil. Eine Krankheit trifft nicht nur den Kranken, sondern auch sein Umfeld. Das möchte ich im Buch ebenfalls beleuchten.

BEWÄLTIGUNG einer chronischen Erkrankung, Bewältigung von Depressionen und der Umgang mit diesen: das ist das Thema des Buches.

Ich beziehe mich hauptsächlich auf die Bewältigung von MS und Depressionen/Fatigue, da ich selbst seit 1994 an MS erkrankt bin und ein Opfer der lähmenden Fatigue bin. Depressionen kenne ich ebenfalls und in meinem sehr nahen Umfeld kenne ich einige zum Teil stark von Depressionen betroffene Menschen, so dass ich hier aus eigenem Erleben und Recherchen, sowie Interviews zusammentragen werde. Depression ist eines der häufigsten Symptome bei MS. Bei etwa der Hälfte der Betroffenen, so schätzt man aufgrund verschiedener Studien, wird im Laufe des Lebens eine Depression diagnostiziert. **Aber alle Strategien, die ich anspreche, alle Ideen und Vorschläge sind umsetzbar für jede andere chronische Erkrankung.**

Ich möchte wie immer betonen, dass ich niemanden verletzen möchte, niemandem zu nahe treten und vor allem nicht die Lehrbücher neu schreiben möchte. Ich bin medizinischer Laie - aber auf Grund meiner eigenen Erkrankung und der eigenen Erfahrung, sowie den vielen Beziehungen zu anderen kranken Menschen bin ich immer wieder auf diese Thematik gestoßen und versuche nun, sie aus dem Blickwinkel eines chronisch Kranken widerzugeben. Bei einer Depression handelt es sich immer um die ganz individuellen Gefühle des Einzelnen – sie ist vielschichtig und kann bei jedem etwas anders verlaufen und doch haben alle eins gemeinsam: man SIEHT die Depression NICHT und sehr oft ist man in Erklärungsnot. Ebenso verhält es sich mit vielen anderen unsichtbaren Symptomen einer jeden Erkrankung. Fibromyalgie sieht man beispielsweise auf den ersten Blick auch niemandem an und diese Krankheit kann den Betroffenen das Leben zur Hölle machen.

Da mich persönlich die unsichtbaren Symptome der MS am meisten getroffen haben, war dies auch schon in all meinen bisherigen Büchern ein großes Thema und ich kenne es selbst leider sehr gut, dass man nicht ernst genommen oder als Simulant dargestellt wird. Das sind bittere Erfahrungen die prägen und erniedrigen – deshalb ist es mir auch immer wieder ein Bedürfnis, mit diesen heiklen Themen an die Öffentlichkeit zu gehen und so auch eine Lobby für nicht sichtbare Erkrankungen zu schaffen. Denn: sie sind da, sie sind mächtig und schränken das Leben des Betroffenen und das seines Umfeldes oft erheblich ein.

Jeder, der Kontakt zu einem schwer kranken und /oder depressiven Menschen hatte/hat, oder gar selbst betroffen ist, weiß, dass dies keine „lustige", eingebildete oder auch eine „nicht so schlimme" Krankheit ist, sondern eine wirklich schwerwiegende Erkrankung. Es ist mir wichtig dies hier herauszustellen. Auch wenn die Heilungschancen bei Depressionen zum Glück gut sind und sie gut behandelbar sind – spaßig ist der Weg zur Heilung nicht und es schaffen leider auch nicht alle Patienten. Die, die es geschafft haben, werden immer stolz auf sich sein können, denn sie haben Großartiges geleistet, um aus dem tiefen Sumpf und aus der Hoffnungslosigkeit wieder herauszukommen.

Leider sind Depressionen in unserer Gesellschaft immer noch stark tabuisiert und negativ behaftet. Dennoch sind Depressionen keine „Charakterfrage", sondern sie sind eine ernsthafte Erkrankung, die professioneller Behandlung bedürfen. Scheuen Sie sich daher bitte niemals professionelle Hilfe in Anspruch zu nehmen. Spätestens wenn ein Stimmungstief länger andauert, sollten Sie einen Arzt aufsuchen.

Ich stelle hier Infos rund um die Depression und auch die Fatigue zusammen, werde deutlich auf Ursachen und Symptome eingehen und doch dabei nicht die Hoffnung außer Acht lassen. Außerdem stelle ich wichtige Hintergrundinformationen zu einem erfüllten Leben zusammen, da ich es für wichtig erachte, beispielsweise zu wissen, wie wichtig ein stabiles „Selbstvertrauen" sein kann. Denn dieses Wissen und Begreifen ist immer ein erster Schritt in Richtung „Heilung". Auf Grund meiner fundierten pädagogischen und psychologischen Ausbildung weiß ich, wie lebensstärkend, lebensweisend und essentiell diese Eigenschaften sein können.

Ich wünsche mir, dass Sie beim Lesen dieser speziellen erklärenden Kapitel ein paar AHA - Erlebnisse haben werden und sich so manche Situation oder ein Verhalten (Ihr eigenes, oder das Ihres Gegenübers) dadurch erklären können. Von daher ist das Buch auch aufeinander aufgebaut, trotzdem lässt es sich gegebenenfalls auch quer lesen.

Betroffene dürfen sich hier ebenso aufgehoben fühlen wie Angehörige, die ja in einem extra Kapitel Beachtung finden.

Es geht in diesem Buch also um die Bewältigung chronischer Erkrankungen und zwar für alle „Beteiligten". Ich starte mit dem Kapitel „Depression", da die meisten Menschen nach einer Diagnosestellung in eine leichte bis schwere Depression verfallen. Darauf baue ich alle anderen Kapitel mit den notwendigen Bewältigungsstrategien auf. Und das Wörtchen „MS" können Sie jeweils mit Ihrer eigenen Erkrankung „ersetzen" und austauschen. Die Art und Weise mit einer chronischen Erkrankung umzugehen variiert nicht in erheblichem Umfang und ist somit wirklich austauschbar. Und dies gilt sowohl für Betroffene, als auch für Angehörige.

Wenn sich aus dem Gelesenen vielleicht gar gute Gespräche zwischen allen Beteiligten ergeben, Fragen geklärt und Missverständnisse aufgedeckt werden können, dann bin ich wirklich zufrieden mit meinem Werk. Denn ich versuche sozusagen ein Bindeglied zwischen Betroffenen und Angehörigen zu sein und Verständnis auf beiden Seiten zu erreichen. Seien Sie offen und gehen Sie aufeinander zu. ☺

Zum Auflockern, Ausruhen und Genießen, habe ich Fotos und Sprüche beigefügt. ☺

Viel Freude beim Lesen und „Schmökern"!

(Anmerkung der Autorin: Die meisten Fotos sind von Norbert Dittmar und entsprechend gekennzeichnet – DANKE dafür! ☺ Sollte die Auflösung hier im Buch nicht gut sein, so ist dies mein Fehler, bedingt durch den Buchsatz und kein Fehler des Fotografen und der ursprünglich guten Qualität der Fotos!)

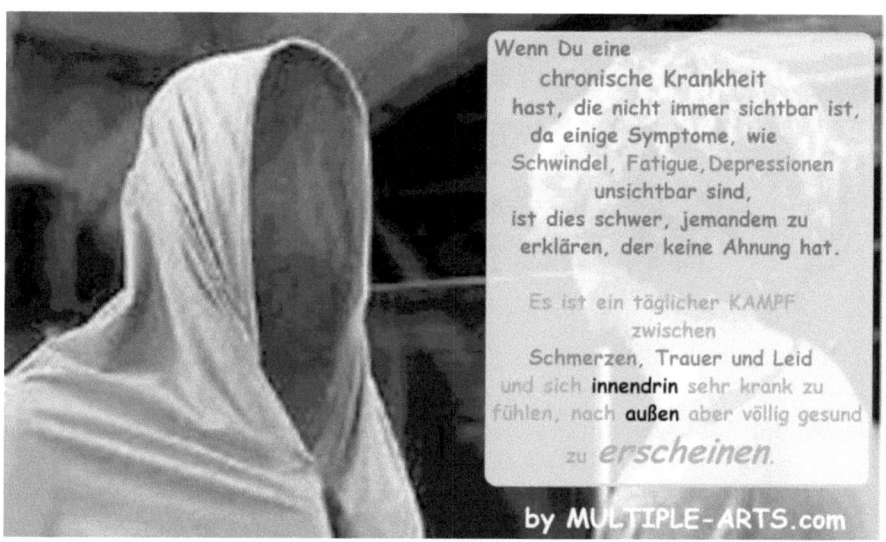

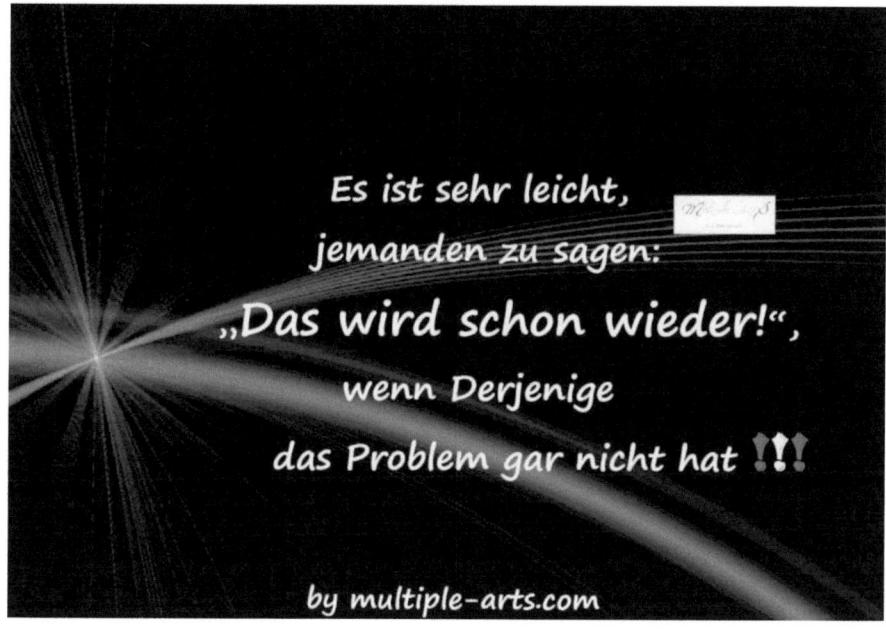

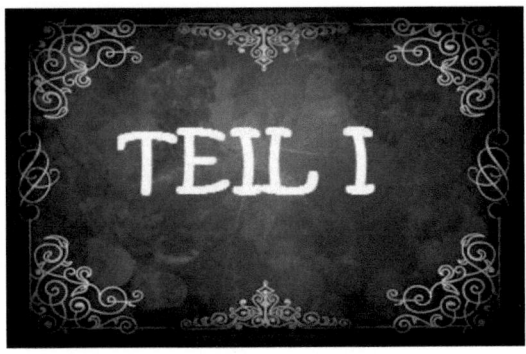

DEPRESSION - Was ist das???

Die Depression (von lateinisch deprimere „niederdrücken") ist eine psychische Störung. Ihre Zeichen sind negative Stimmungen und Gedanken sowie Verlust von Freude, Lustempfinden, Interesse, Antrieb, Selbstwertgefühl, Leistungsfähigkeit und Einfühlungsvermögen. Diese Symptome, die bei gesunden Menschen zeitweise auftreten, sind bei Depression schwerwiegender.

In der Psychiatrie wird die Depression den affektiven Störungen zugeordnet. Die Diagnose wird nach Symptomen und Verlauf gestellt. Entsprechend dem Verlauf unterscheidet man im gegenwärtig verwendeten Klassifikationssystem ICD 10 die depressive Episode und die wiederholte (rezidivierende) depressive Störung. Zur Behandlung depressiver Störungen werden nach Abklärung möglicher Ursachen und des Verlaufs der Erkrankung entweder Antidepressiva eingesetzt oder (je nach Schweregrad) auch eine Psychotherapie ohne Medikation (beispielsweise kognitive Verhaltenstherapie).

Im alltäglichen Sprachgebrauch wird der Begriff „depressiv" häufig für eine Verstimmung verwendet. Im psychiatrischen Sinne ist die Depression jedoch eine ernste, behandlungsbedürftige Störung, die sich der Beeinflussung durch Willenskraft oder Selbstdisziplin des Betroffenen entzieht." (Wikipedia.de)

Weitere Definitionen:

Depressionen bei MS können unterschiedliche Ursachen haben:

> ➢ Zum einen entstehen Depressionen als Reaktion auf die Krankheit selbst
> ➢ Zum anderen sind sie eine direkte Folge der Entzündungsherde im ZNS (Zentrales Nervensystem).

Ihre behandelnden Ärzte (Hausarzt und Neurologe) sollten über dieses Problem Bescheid wissen, denn eine Depression kann mit einer Anzahl therapeutischer Maßnahmen angegangen werden. Es muss sorgfältig überlegt werden, welche Form der Depression es ist und wie sie behandelt werden soll. Man vermutet, dass eine Depression durch eine Funktionsstörung bestimmter Botenstoffe im Gehirn (sogenannte Neurotransmitter) verursacht wird.

Es ist wichtig zu wissen, dass sich eine Depression nicht nur in einem gestörten Gefühlsleben zeigt. Sie beeinträchtigt auch die Leistungs- und Urteilsfähigkeit und äußert sich in körperlichen Beschwerden wie Schmerzen, Schlaflosigkeit, Verdauungsstörungen und sexuellem Desinteresse.

Bei MS-Patienten liegt das Risiko im Laufe des Lebens an einer schweren Depression zu erkranken bei rund 50 Prozent – das Dreifache im Vergleich zur Allgemeinbevölkerung. Nimmt man weniger schwere Depressionen hinzu, steigt das Risiko auf 70 Prozent.

Das Therapieziel sollte immer sein, den erheblichen Leidensdruck der Betroffenen zu vermindern und damit der Wiederherstellung der Lebensqualität und der Lebensfreude zu dienen und der Verhütung eines Suizids vorzubeugen.

Der klinische Begriff der Depression bezieht sich auf eine genau definierte Konstellation von Symptomen, wenn das Verhalten und die Leistungsfähigkeit eines Menschen ganz wesentlich beeinträchtigt und beschränkt sind und dies alles über längere Zeit anhält.

Es gibt verschiedene Formen und Schweregrade der Depression.

- Ein **Hauptsymptom** ist die gedrückte Stimmung. (Gefühl von Niedergeschlagenheit, Hoffnungslosigkeit und Wertlosigkeit). Derjenige entwickelt pessimistische Zukunftsperspektiven und Zukunftsangst, die bis hin zu Suizidgedanken und - Handlungen führen können.
- Ein weiteres **zentrales Symptom** ist die Antriebslosigkeit. (Schnelle Erschöpfung, sehr wenige Reserven, Energielosigkeit). Außerdem können diese Menschen die Dinge, die sie normalerweise ohne Probleme oder gar mit Freude erledigt haben, nun nicht mehr bewältigen. Daraufhin ziehen sie sich oft zurück und verlieren das Interesse an anderen Menschen. Soziale Isolation kann eine Folge dessen sein. Des Weiteren können die Aufmerksamkeits- und Konzentrationsleistungen abnehmen, Entscheidungen zu fällen kann deutlich schwerer fallen.
- Auf der **körperlichen Ebene** ist die Depression häufig begleitet von Appetitverlust, Müdigkeit, Schlafstörungen, Verminderung des Sexualtriebes, Gewichtsab- oder -Zunahme und körperlichen Schmerzen.

Nach neuesten Erkenntnissen werden Depressionen heutzutage nicht mehr nach ihren URSACHEN unterschieden, sondern nach ihrem Schwergrad beurteilt.

Deshalb gibt es die

- ❖ Leichte Depression
- ❖ Mittelschwere Depression
- ❖ Schwere Depression
- ❖ Rezidivierende Depression

Die Symptomatik einer Depression kann sich bei Frauen und Männern auf unterschiedliche Weise zeigen. Bei den Basis-Symptomen sind die Unterschiede eher gering. Bei Frauen sind eher Phänomene wie Mutlosigkeit und Grübeln verstärkt zu beobachten. Bei Männern dagegen gibt es deutliche Hinweise darauf, dass eine Depression sich auch in einer Tendenz zu aggressivem Verhalten niederschlagen kann.

Die größte Gefahr dieser Krankheit besteht in der Suizidalität. Wer sich Wochen oder Monate lang niedergeschlagen fühlt und keine Freude mehr am Leben hat, beginnt am Sinn des Lebens zu zweifeln.

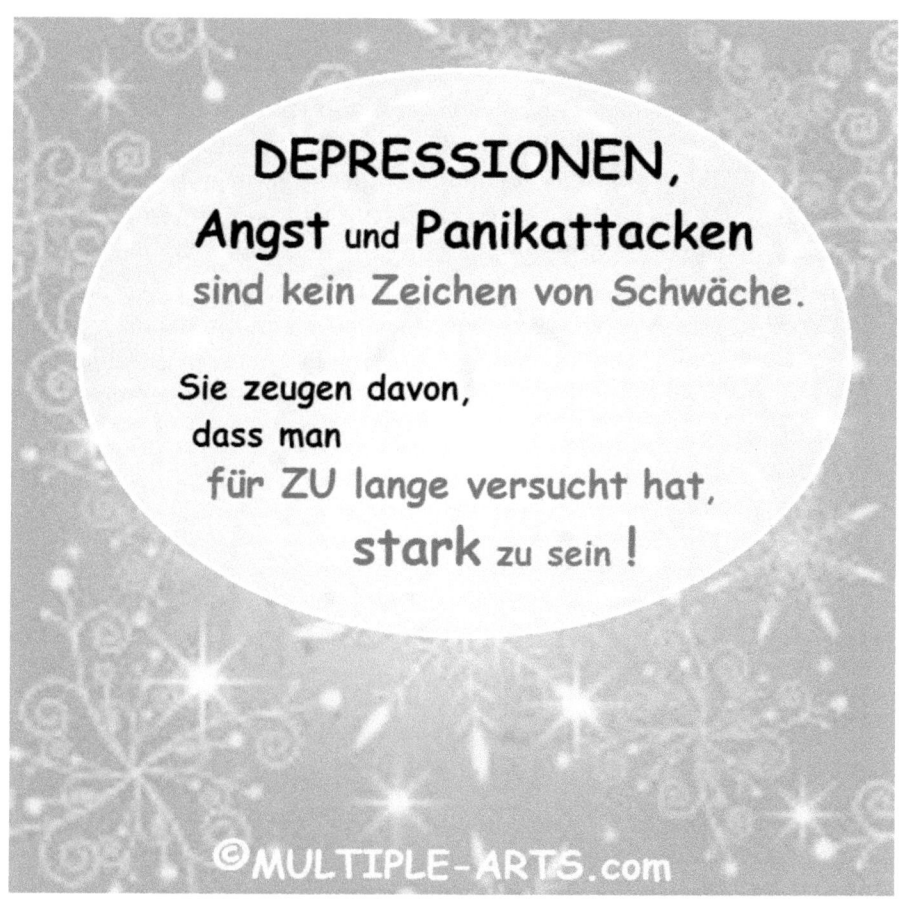

Depression oder depressive Verstimmung?

Dieser vermeintlich kleine Unterschied ist gewaltig im Ausmaß und sollte deshalb gut diagnostiziert sein.

Eine "depressive Verstimmung" äußert sich meist durch Betrübtheit und Traurigkeit. Sie verschwindet jedoch wieder, sobald etwas Positives passiert, oder der Betroffene aktiv gegen seinen negativen Gemütszustand vorgeht. Eine Depression hingegen ist unkontrollierbar und kann nicht mit eigener Willenskraft verhindert werden. Genauso verhält es sich übrigens auch mit der Fatigue. Sie ist überhaupt nicht kontrollierbar – die Betroffenen sind ihr ausgeliefert.

Im Unterschied zu einer gelegentlichen depressiven Verstimmung oder Traurigkeit ist es bei einer Depression kaum möglich ein normales Leben zu führen. Gedanken, Gefühle, Verhalten und auch körperliche Vorgänge sind stark verändert. Diese Depression verschwindet nicht einfach wieder und muss DRINGEND von einem Arzt behandelt werden. Ärzte können eine Therapie und/oder Medikamente dagegen verschreiben.

Eine depressive Verstimmung dagegen ist meist durch Unterstützung von Familie und Freunden aufzufangen – dieses Auffangen sollte bei einer echten Depressionen aber niemand laienhaft versuchen, sondern sie muss unbedingt ärztlich behandelt werden.

Depression: Unterschiedliche Formen:

- endogene Depression (bedeutet innen entstanden; infolge veränderter Stoffwechselvorgänge im Gehirn; im klinischen Alltag als eine Form der affektiven Psychose bezeichnet), die ohne erkennbare Ursache auftritt (und bei der auch eine genetische Mitverursachung vermutet wird)
- neurotische Depression (Dysthymie) – oder auch Erschöpfungsdepression – (verursacht durch länger andauernde belastende Erfahrungen in der Lebensgeschichte)
- reaktiver Depression – als Reaktion auf ein aktuell belastendes Ereignis.

Eine Depression kann Wochen und Monate anhalten. Manche Menschen haben über viele Jahre hinweg immer wieder depressive Episoden und Phasen.

Das auffälligste Merkmal einer Depression sind pessimistische und negative Gedanken. Depressive QUÄLEN sich mit Selbstvorwürfen und auch Schuldgefühlen. Oft betrachten sie ihre Depression als ihr persönliches „Versagen", stellen ihr Leben in Frage oder bewerten es als sinnlos. Das Schwierige an all dem ist, dass sie deshalb auch meist denken, man könne nichts dagegen tun, sie würden immer in diesem Zustand verharren müssen und würden nie wieder glücklich oder gar gesund werden. Da sie keine Freude mehr empfinden können, ist es ihnen in den Momenten der schlimmen Depression auch fremd, an etwas Schönes zu denken - von motivierenden Gedanken ganz zu schweigen. Sie sind gefangen im eigenen Körper. Das lässt sie umso mehr verzweifeln – sie werden noch deprimierter und vor allem HOFFNUNGSLOS. Innere Leere stellt sich ein, sie fühlen sich „abgestorben", erstarrt und leer. Ihnen fehlt absolut die Perspektive für die Zukunft. Das macht es so schwierig, auch als Angehörige, einem schwer depressiven Menschen überhaupt zu HELFEN!

DIAGNOSE:

Das wirklich Tückische an einer Depression ist, dass sie nicht immer leicht zu erkennen und zu diagnostizieren ist. Oft wissen die Betroffenen gar nicht, dass sie unter einer solchen Krankheit leiden. Auch Angehörige kommen nicht gleich darauf, denn die Beschwerden und Symptome sind nicht immer eindeutig.

Da ein schwer Depressiver seine Lage als aussichtlos empfindet und ihm das positive Denken abhandengekommen ist, ist selbst ein Gespräch mit dem Arzt schwierig, da dieser nur schwer an den Betroffenen herankommt.

Die Diagnose einer Depression wird an Hand der Kriterien des ICD-10 (Internationale statistische Klassifikation der Krankheiten & verwandter Gesundheitsprobleme) gestellt.

Depressionen werden im besten Fall in einem Arzt-Patienten-Gespräch diagnostiziert. Dabei erzählt der Patient zunächst von seinem Befinden und den vorhandenen Beschwerden. Der Arzt versucht durch gezieltes Nachfragen herauszufinden, ob eine Depression vorliegt. Ergänzend können psychologische Tests eingesetzt werden.

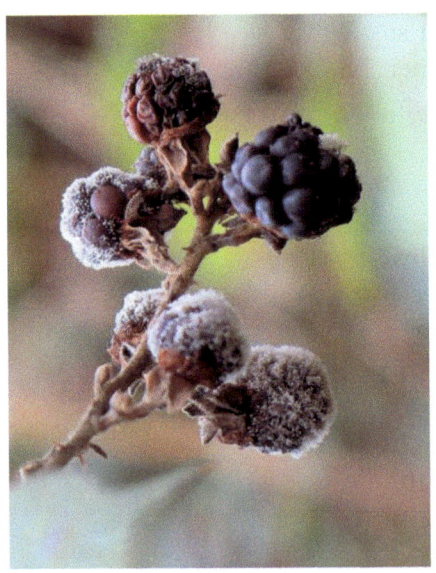

Foto: Norbert Dittmar

ICD-10-Schlüssel

- Leichte Depression: zwei Hauptsymptome und zwei Zusatzsymptome.
- Mittelschwere Depression: zwei Hauptsymptome und drei bis vier Zusatzsymptome.
- Schwere Depression: drei Hauptsymptome und fünf oder mehr Zusatzsymptome
- Geschlechtsspezifische Unterschiede

In der ICD-10 fallen Depressionen unter den Schlüssel F32.- und werden als „depressive Episode" bezeichnet. Im Falle sich wiederholender Depressionen werden diese unter F33. klassifiziert, bei Wechsel zwischen manischen und depressiven Phasen unter F31.

Die ICD-10 benennt drei typische Symptome der Depression: depressive Stimmung, Verlust von Interesse und Freude, sowie eine erhöhte Ermüdbarkeit.

Klassifikation nach ICD-10

- **F32.0** Leichte depressive Episode (Der Patient fühlt sich krank und sucht ärztliche Hilfe, kann aber trotz Leistungseinbußen seinen beruflichen und privaten Pflichten noch gerecht werden, sofern es sich um Routine handelt.)
- **F32.1** Mittelgradige depressive Episode (Berufliche oder häusliche Anforderungen können nicht mehr oder – bei Tagesschwankungen – nur noch zeitweilig bewältigt werden).
- **F32.2** Schwere depressive Episode ohne psychotische Symptome (Der Patient bedarf ständiger Betreuung. Eine Klinik-Behandlung wird notwendig, wenn das nicht gewährleistet ist).
- **F32.3** Schwere depressive Episode mit psychotischen Symptomen (Wie F.32.2, verbunden mit Wahngedanken, z. B. absurden Schuldgefühlen, Krankheitsbefürchtungen, Verarmungswahn u. a.).
- **F32.8** Sonstige depressive Episoden
- **F32.9** Depressive Episode, nicht näher bezeichnet

ICD-10 online (WHO-Version 2013)

SYMPTOME:

Wie schon erwähnt gehen Depressionen nicht nur in einem gestörten Gefühlsleben einher, sondern sie beeinträchtigen auch die Leistungs- und Urteilsfähigkeit. Des Weiteren korrelieren sie gelegentlich mit anderen körperlichen Symptomen - sogenannten Vitalstörungen. Dies sind Schmerzen in ganz unterschiedlichen Körperregionen - am Typischsten mit einem quälenden Druckgefühl auf der Brust. Außerdem ist während einer depressiven Episode die Infektionsanfälligkeit erhöht. Das Denken ist verlangsamt (Denkhemmung), sinnloses Gedankenkreisen (Grübel-Zwänge) und Störungen des Zeitempfindens sind weitere Probleme. Häufig bestehen Reizbarkeit und Ängstlichkeit. Hinzukommen kann eine Überempfindlichkeit gegenüber Geräuschen und grellem Licht. Deshalb ist sozialer Rückzug nicht selten, was aber leider der Depression nicht gut tut. Alles was dem Betroffenen früher einmal Spaß machte, erscheint ihm nun plötzlich bedeutungslos - selbst einfache Tätigkeiten werden als anstrengend empfunden.

> Ich bin so müde....
> Müde von meinen Schmerzen; müde von meiner Erschöpfung;
> müde, weil ich meine Freunde vermisse;
> müde, weil ich nicht mehr so oft ausgehen kann;
> müde davon, immer vorzuspielen, mir ginge es gut ....
>
> Ich bin so müde von meiner MS und ich bin es alles so leid.
>
> Aber ich werde vorwärts schauen, ich werde kämpfen,
> das Positive sehen und ich werde die Kraft haben,
> durch all meine Tränen zu gehen -
> **denn ich werde gewinnen und nicht die MS!**

Die Psyche wird sehr in Mitleidenschaft gezogen: Selbstzweifel bestimmen plötzlich den Alltag. Durch die innere Leere und den Energieverlust kommt es zu einem starken Verlust an Selbstvertrauen bis hin zu massiven Schuld- und Minderwertigkeitsgefühlen.

Es können massive Ängste auftreten - in schwerwiegenden Fällen können auch Angstzustände, Gedanken an den eigenen Tod oder an eine Selbsttötung aufkommen.

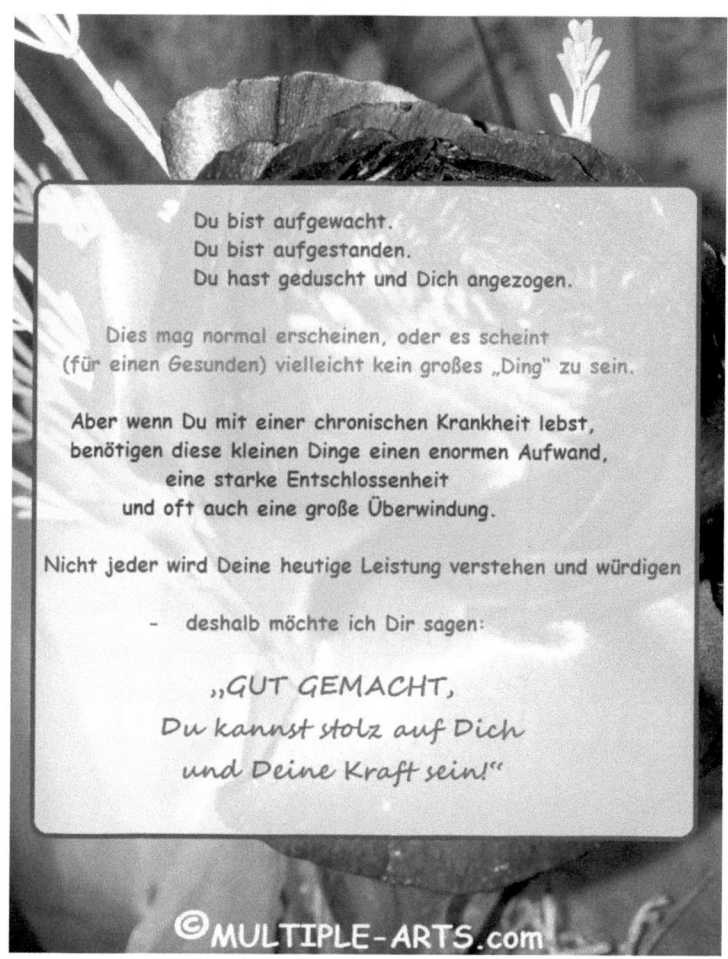

Weitere Anzeichen:

Depression in den Gedanken:

- ➤ Empfindung der Gefühllosigkeit
- ➤ Endloses Grübeln
- ➤ Konzentrationsschwierigkeiten
- ➤ Hoffnungslosigkeit, Auswegslosigkeit
- ➤ Selbstabwertende und selbstverurteilende Gedanken
- ➤ Entscheidungsschwierigkeiten
- ➤ Selbstvorwürfe

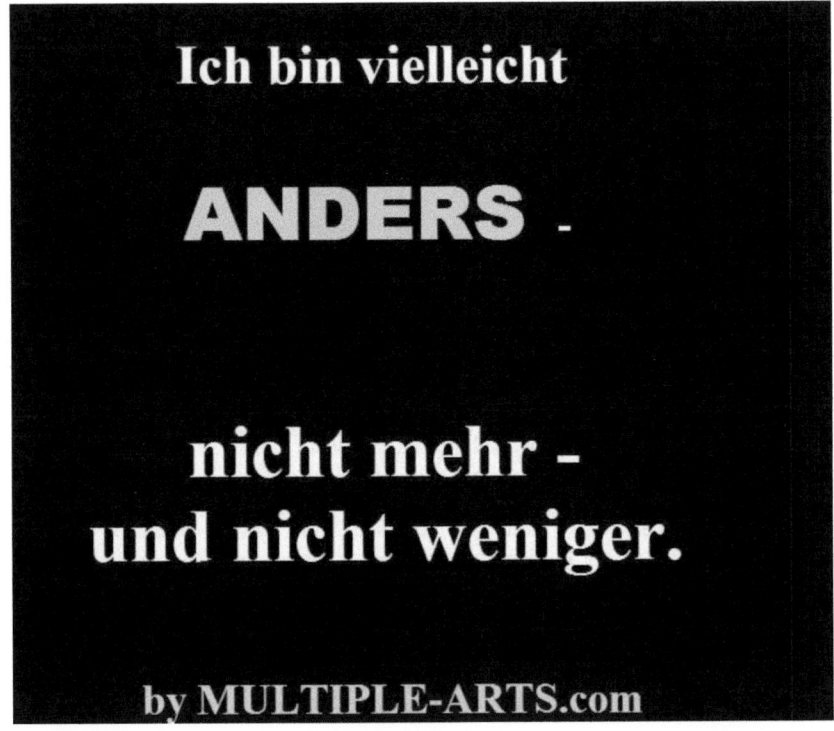

Depression in den Gefühlen:

- Interessensverlust
- Gereiztheit
- Unfähigkeit sich zu freuen, bis hin zu Gefühllosigkeit mit innerer Leere
- Selbstvorwürfe, Minderwertigkeits- und Schuldgefühle
- Antrieblosigkeit (bis hin zur seelischen Lähmung)
- Sich überfordert fühlen
- Verzweiflung, Hoffnungslosigkeit, Aussichtslosigkeit, Mutloseste
- Ängste (auch die Angst, nicht mehr gesund zu werden)
- Einsamkeitsgefühle
- Niedergeschlagenheit, Schwermut, Freudlosigkeit, Trübsinn
- Lust – und Interessenlosigkeit
- Gefühle von Wertlosigkeit
- Überforderung
- Innere Leere

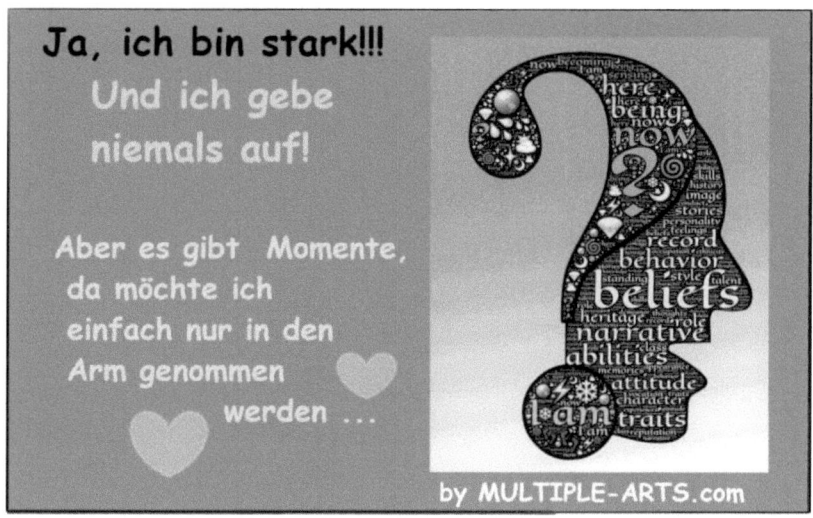

Depression im Körper:

- ➢ Gedrückte Stimmung, Kopfschmerzen, Interessenverlust, Rückenschmerzen, Angst und Unruhe, Magen und / oder Darmbeschwerden, Schuldgefühle, Gliederschmerzen, Schwindel
- ➢ Schlafstörungen
- ➢ Verminderter Appetit (oder Gewichtszunahme / „Kummerspeck")
- ➢ Kopfschmerzen
- ➢ Schmerzen im Nacken, in den Schultern
- ➢ Unruhe, Kribbeln
- ➢ Ziehen im Körper
- ➢ Herzstechen/ Herzrasen
- ➢ Schwindel und Augenflimmern
- ➢ Zittern, kalte Hände – oder Hitzewallungen
- ➢ Druckgefühl in der Brust
- ➢ Kloß-Gefühl im Hals
- ➢ Durchfall oder Verstopfung
- ➢ Mangelndes sexuelles Interesse (vermindert, oder Libido-Verlust).
- ➢ Das sogenannte Morgentief

Bevor Du über mich und mein Leben urteilst,
ziehe meine Schuhe an und laufe meinen Weg,
durchlaufe die Straßen, Berge und Täler.

Fühle die Trauer, verarbeite den Verlust der Menschen, die gingen.

Erlebe den Schmerz, den ich erleben musste
und ertrage die Schmerzen, die mir zugefügt wurden.

Durchlaufe die Jahre, die ich ging;
stolpere über jeden Stein, über den ich gestolpert bin.

Stehe immer wieder auf und gehe die selbe Strecke weiter.

Genau wie ich es tat.

Erst dann kannst Du über mich urteilen...

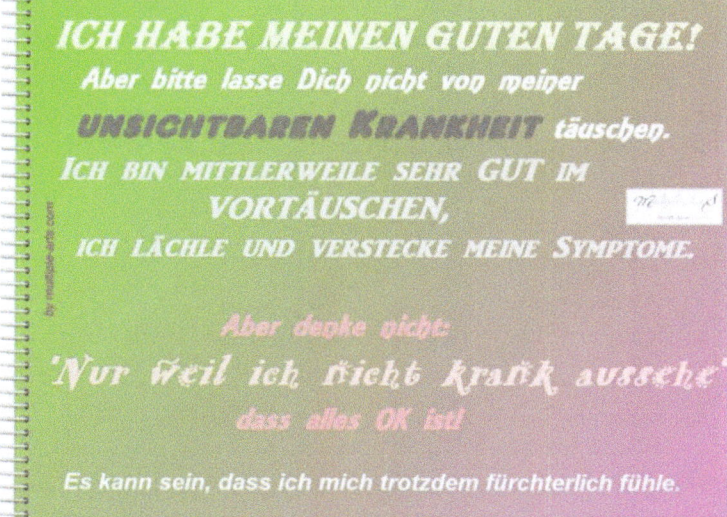

ICH HABE MEINEN GUTEN TAGE!
Aber bitte lasse Dich nicht von meiner
UNSICHTBAREN KRANKHEIT täuschen.
ICH BIN MITTLERWEILE SEHR GUT IM VORTÄUSCHEN,
ICH LÄCHLE UND VERSTECKE MEINE SYMPTOME.

Aber denke nicht:
'Nur weil ich nicht krank aussehe'
dass alles OK ist!

Es kann sein, dass ich mich trotzdem fürchterlich fühle.

by MULTIPLE-ARTS.com

Depression im Verhalten:

- Freudlosigkeit: Verlust der Fähigkeit zu Freude oder Trauer und Verlust der „affektiven Resonanz" (= die Stimmung des Patienten ist durch Zuspruch nicht aufzuhellen)
- Antriebsmangel
- Erhöhte Ermüdbarkeit (auch die Antriebshemmung = Bei einer schweren depressiven Episode können Betroffene in ihrem Antrieb so gehemmt sein, dass sie auch einfachste Tätigkeiten wie Körperpflege, Einkaufen oder Abwaschen nicht mehr verrichten können).
- Verminderte Konzentration und Aufmerksamkeit
- Vermindertes Selbstwertgefühl und Selbstvertrauen
- Schuldgefühle und Gefühle von Minderwertigkeit
- Negative und pessimistische Zukunftsperspektiven
- Suizidgedanken oder – Handlungen
- Interessenverlust oder Verlust der Freude
- Mangelnde Fähigkeit, emotional auf die Umwelt zu reagieren
- Psychomotorische Hemmung
- Konzentrationsschwierigkeiten
- Erschöpfung, Energielosigkeit
- Entschlusslosigkeit
- Ungewöhnliche Langsamkeit
- Todesgedanken
- Antriebsmangel
- Rückzug von Partner, Freunden und den Kollegen
- „Scheinbar" grundloses Weinen
- Die kleinsten alltäglichen Verrichtungen, wie Zähneputzen, Haare waschen fallen schwer
- Hobbys werden vernachlässigt oder gar ganz aufgegeben

Du wachst auf.
Du stehst auf.
Du machst Dich fertig.

Vielleicht - wenn Du es schaffst.

Denn obwohl sich dies so anhört, als seien es normale Kleinigkeiten, ist es aber, wenn Du mit einer chronischen Krankheit lebst, *anders*.

Denn diese "kleinen" Dinge sind weder normal, noch klein, sondern genau solche, die enorm viel Kraft kosten und Dich schon völlig erschöpfen können, *bevor* Dein Tag überhaupt begonnen hat.

by MULTIPLE-ARTS.com

Fragen, die man sich selbst stellen kann:

- ✓ Können Sie sich noch freuen?
- ✓ Neigen Sie in letzter Zeit vermehrt zum Grübeln?
- ✓ Plagt Sie das Gefühl, Ihr Leben sei sinnlos geworden?
- ✓ Fällt es Ihnen schwer, Entscheidungen zu treffen?
- ✓ Fühlen Sie sich müde, schwunglos?
- ✓ Haben Sie noch Interesse an irgendetwas?
- ✓ Haben Sie Schlafstörungen?
- ✓ Haben Sie wenig Appetit, haben Sie Gewicht verloren? (oder zugenommen)
- ✓ Haben Sie Schwierigkeiten in sexueller Hinsicht?
- ✓ Spüren Sie irgendwelche Schmerzen, einen Druck auf der Brust?

> ✓ **Nicht jede traurige Stimmung ist eine Depression. Traurigkeit ist eine natürliche Reaktion auf einen schlimmen Verlust oder eine leidvolle Lebenserfahrung.**

Trauer, Niedergeschlagenheit und depressive Verstimmungen sind normale Reaktionen - gerade auch auf Krankheiten wie MS oder Krebs, die immer wieder neu mit körperlichen Beeinträchtigungen einhergehen können. Oft werden Betroffene gezwungen, ihre Lebenspläne aufzugeben oder zu verändern.

Leider ist der Begriff „Depression" schon fast ein normales Alltagswort, fast Un-Wort, geworden. Brechen MS-Kranke beispielsweise bei der Diagnose eines neuen Schubes in Tränen aus, wird vorschnell einmal die Vermutung ausgesprochen, sie wären depressiv.

Depression ist jedoch etwas anderes, als eine vorübergehende Niedergeschlagenheit oder Trauer über einen Verlust oder eine schwierige Lebenssituation.

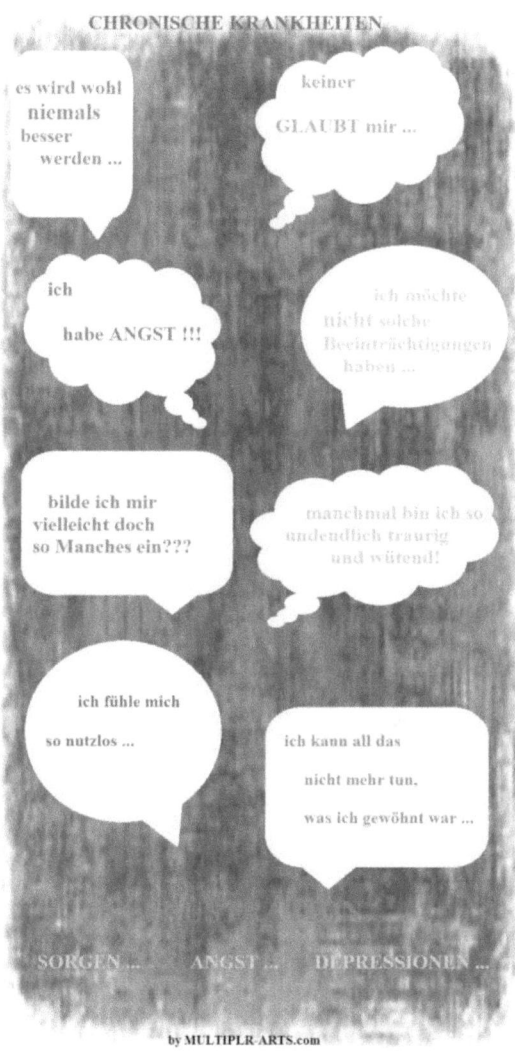

Wann sind Depressionen ernsthaft krankhaft?

Wie schon beschrieben, ist es völlig normal, ab und zu und auch für eine gewisse Zeit deprimiert zu sein und auf Enttäuschungen, Verluste und Verletzungen deprimiert zu reagieren.

Wenn aber dieser Zustand
- über Wochen anhält (besonders bei Selbstmordgedanken)
- der Betroffene einfach nicht über die Verletzung, den Verlust oder die Diagnose hinwegkommt und sich seine Stimmung weiterhin verschlechtert
- der Betroffene starken Selbsthass entwickelt und er regelmäßig zu Medikamenten (oder anderen Mitteln, wie Alkohol) greift, um seinen Alltag zu bewältigen

- dann ist höchste Alarmstufe geboten, da sie selten von allein aus diesem Loch/Abgrund herausfinden!

„Depression ist keine Charakterschwäche und auch keine Art, wie jemand ist. Es ist auch keine Erziehungssache, es ist keine Verstimmung, keine Launigkeit, keine Zickigkeit, es ist kein „Nicht-Wollen", kein „Sich Verschließen", keine Trotzigkeit, es ist kein „Ist mir doch egal", sondern es ist eine Krankheit."
-Klaas Heufer-Umlauf-

Verschiedene Arten der Depression bei Multiple Sklerose

Die Diagnose Multiple Sklerose ist erst einmal ein Schock – ebenso die Diagnose Krebs, bei der die Endlichkeit noch mehr ins Bewusstsein rückt. Somit haben diese Diagnosen einen gravierenden Einfluss auf das Leben des Betroffenen. Die psychische Belastung einer chronischen Erkrankung, die sich verschlechtern und bleibende Beeinträchtigungen mit sich bringen kann, löst oftmals eine Depression aus. Wie bereits erwähnt haben Menschen mit MS ein höheres Risiko von einer Depression betroffen zu sein als andere. Außerdem ist die Gefahr höher als bei Patienten mit anderen neurologischen beziehungsweise chronischen Erkrankungen. Deshalb kann man eine Depression bei MS nicht einfach ausschließlich als „psychische Störung in Reaktion auf die Erkrankung" bezeichnen. Außerdem ist in Fachkreisen bekannt, dass Depressionen bei MS-Betroffenen mit zerebraler Beteiligung (Entzündungen im Gehirn) häufiger anzutreffen sind, als bei Betroffenen mit rein spinaler Erkrankungsform (Entzündungen im Rückenmark).

✓ **Dies lässt auf die Beteiligung hirnorganischer Faktoren bei der Entstehung einer Depression bei MS schließen.**

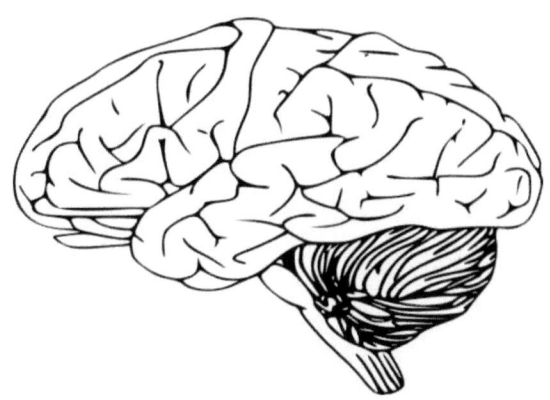

Aber natürlich kann eine Depression auch an der psychischen Belastung liegen, die eine solche Diagnose einer chronischen Erkrankung mit sich bringt.
Es gibt 2 wichtige Arten der Depression bei MS:

- **reaktive Depression:** Belastungen einer chronischen Erkrankung (vor allem, wenn sie sich voraussichtlich eher verschlechtern und bleibende Behinderungen mit sich bringen) – diese lösen oftmals eine Depression aus. (auch Erschöpfungs-Depression).

- **organische Depression:** Die MS ruft mitunter selbst Depressionen hervor, denn bei dieser „dualen Erkrankung" werden Myelin und Nervenfasern im Gehirn durch entzündliche Prozesse geschädigt, langfristig abgebaut und hinterlassen oft bleibende Beeinträchtigungen. Eine Schädigung der Bereiche des Gehirns, von denen die Emotionen gesteuert oder beeinflusst werden, kann eine Vielfalt von psychischen Symptomen sowie auch Depressionen zur Folge haben.
  Des Weiteren können Depressionen als Nebenwirkung verschiedener Medikamente (beispielsweise Kortison) auftreten.

Als weitere Ursachen von Depressionen bei MS werden hormonelle Störungen und eine beeinträchtigte Regelung des Immunsystems diskutiert. (www.amsel.de)

- ✓ Wichtig: Gutes Zureden und Versuche, den Betroffenen abzulenken oder unter Druck zu setzen helfen einem depressiven Menschen nicht weiter. Das heißt, fast alle Dinge, die üblicherweise getröstet haben, schaffen dies bei einem Depressiven eher nicht mehr.

Depression und Schlaf: ein Teufelskreis

Ob nun eine Depression Schlafprobleme verursacht oder umgekehrt – diese Überlegung ist müßig. Beides kann der Auslöser für das andere sein und beides kann getrennt voneinander auftreten. Wichtig ist allerdings, dass auf jeden Fall Fachärzte und auch Psychologen hinzugezogen werden.

Schlaf und seelischer Zustand hängen eng zusammen. Dies haben auch mehrere Forschungen belegt. Zu wenig oder zu schlechter Schlaf kann sogar zu schweren psychischen Erkrankungen wie Depressionen führen. Die meisten Schlaflabore sind ausgebucht, denn immer mehr Menschen sind von massiven Schlafproblemen betroffen.

Wissenschaftlich ist erwiesen, dass Menschen mit Depressionen andere Schlafmuster im Tief- und Traumschlaf aufweisen als Gesunde. Das bedeutet: weniger Tiefschlaf und mehr Traumschlaf. Solche Merkmale entscheiden über die richtige Behandlung, vor allem bei gleichzeitigem Vorkommen von Depression und Schlafproblemen.

Prinzipiell – das gilt für alle Krankheitsbilder und Symptome – kann nur mit einer vollständigen Krankengeschichte über die richtige Behandlungsmethode entschieden werden. Der Hausarzt wird deshalb häufig die Abklärung beider möglichen Ursachen anordnen. Ein Schlaftagebuch kann hier mehr als hilfreich sein – vor allem in Bezug auf wichtige Anhaltspunkte für die Diagnose spezifischer Depressionen. Denn es ist wichtig, den Unterschied zwischen einem gewissen „Fehlverhalten" und einem organisch bedingtem Schlafproblem zu erkennen. (Zum Beispiel Erkrankungen wie Schlafapnoe, im Gegensatz zu schlafungünstigem Verhalten, wie Alkoholkonsum oder zu viel Stress vor dem Einschlafen).

Fazit:
- ❖ Depressionen können einem wortwörtlich um den Schlaf bringen. Doch auch umgekehrt besteht eine Verbindung. Wenn mit dem Schlaf etwas nicht stimmt, kann das auf Dauer zu Depressionen führen.

Experten raten, dass ein Schlaftagebuch mindestens zwei Wochen lang gewissenhaft geführt werden sollte.

Gerade bei Patienten ab mittleren Alters können Einschlafschwierigkeiten auf Depressionen hinweisen. Eine endgültige Diagnose kann jedoch nur ein Facharzt liefern.

Wenn Du eine chronische Erkrankung hast, ist oft Deine einzige Erleichterung SCHLAF.

Man sagt: "Die Zeit heilt alle Wunden!"
- Das ist falsch:
Man lernt nur damit zu leben!

Wenn wir schlafen, fühlen wir uns nicht traurig.
Wenn wir schlafen, fühlen wir uns nicht schuldig.
Wenn wir schlafen, haben wir keine Ängste.
Wenn wir schlafen, haben wir keine Sorgen.
Wenn wir schlafen, fühlen wir uns nicht frustriert.
Wenn wir schlafen, fühlen wir uns nicht so alleine.
Wenn wir schlafen, spüren wir unsere Schmerzen nicht so sehr.
Wenn wir schlafen, merken wir unsere Beeinträchtigungen nicht.

Das PROBLEM dabei ist allerdings:

Wir finden oft KEINEN Schlaf!

©2014 MULTIPLE-ARTS.com

Auffallend ist in allen Statistiken, dass sehr viele Menschen unter Schlafstörungen leiden. Ausschlaggebend für diesen Anstieg ist laut Experten nicht nur zu viel Lärm und Licht unserer heutigen Zeit, sondern vor allem Stress, der wiederum auch Depressionen nach sich ziehen kann.

Fakt ist, dass der anhaltende Schlafmangel die Energiereserven angreift und durch diese Erschöpfung bei manchen Personen Depressionen verursacht. Auch für die Fatigue sind hier Türen und Tore geöffnet. Der sowieso geringe Energie-Level der Fatigue-Geplagten wird zusätzlich in Mitleidenschaft gezogen.

Leider ist es häufig nicht möglich, Ursache und Wirkung klar zu trennen und dies macht eine gleichzeitige Behandlung erforderlich. Dies kann aber auch eine Chance sein, wenn Schlafen dadurch neu „erlernt" wird. Durch das Erlernen kognitiver Verhaltensstrategien lassen sich depressive Gefühle und Einschlafprobleme beeinflussen und steuern.

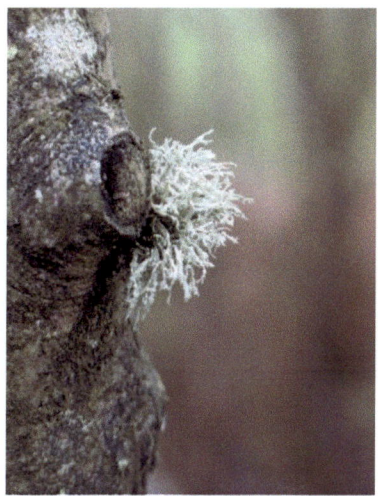

Foto: Norbert Dittmar

Suizid & Depression

Suizidalität kann bei allen psychischen Krankheiten auftreten. Ein besonders enger Zusammenhang wird oft zwischen Suizidalität und der Depression hergestellt. Aber: Nicht jeder der suizidal ist, ist depressiv, und nicht jeder der depressiv ist, ist suizidal.
(Quelle: Universitätsklinikum Hamburg-Eppendorf)

Ursachen einer Depression

Wie depressive Symptome entstehen ist noch unklar, es gibt aber Vermutungen über Zusammenhänge. Die Ursachen depressiver Störungen sind komplex und werden nur teilweise verstanden. Es werden biologische Faktoren (Prädispositionen) und Einflüsse der Lebensgeschichte als Auslöser angesehen.
Die Depressionsrate ist unter MS-Betroffenen deutlich höher als unter Patienten mit anderen neurologischen oder chronischen Erkrankungen. Deshalb kann man eine Depression bei MS nicht einfach ausschließlich als psychische Störung in Reaktion auf die Erkrankung bezeichnen.

> ➢ Depressionen sind bei MS-Betroffenen mit zerebraler Beteiligung (Entzündungen im Gehirn) häufiger anzutreffen, als bei Betroffenen mit rein spinaler Erkrankungsform (Entzündungen im Rückenmark). Dies lässt auf die Beteiligung hirnorganischer Faktoren bei der Entstehung einer Depression bei MS schließen.
> ➢ Des Weiteren werden hormonelle Störungen und eine beeinträchtigte Regelung des Immunsystems diskutiert. Noch offen ist, inwieweit bestimmte Medikamente wie beispielsweise Interferone stimmungsverändernde Eigenschaften aufweisen.

„In einer Verlaufsstudie konnte gezeigt werden, dass MS-Betroffene signifikant depressiver werden, wenn die Erkrankung fortschreitet und in eine chronisch-progrediente Verlaufsform übergeht. Dabei scheint das Auftreten und die Intensität von depressiven Symptomen aber stark davon abhängig zu sein, wie viel subjektiven Stress die Betroffenen erleben und wie viel soziale Unterstützung sie erfahren. Ein wichtiger Faktor in der Entstehung einer Depression ist sicherlich auch das Gefühl von Hilflosigkeit angesichts des unvorhersehbaren Verlaufs der Erkrankung. Inwieweit ein Zusammenhang zwischen Depression und dem Auftreten von Schüben besteht ist noch unklar." (www.aktiv-mit-ms.de)

Viele Menschen erkranken in Übergangsphasen ihres Lebens, beispielsweise, wenn sie eine neue Rolle übernehmen – als Student, Berufseinsteiger, Mutter, Rentner oder Witwer – oder eben bei einer Diagnosestellung. Manche rutschen gar nach einer Beförderung, einem Umzug oder einem Urlaub in eine Depression.

Es könnten auch genetische Faktoren eine Rolle spielen. Wenn nahe Verwandte unter Depressionen leiden, erhöht sich das Risiko, selbst zu erkranken. Ähnlich wie bei MS ist die Gefahr depressiv zu werden, also wohl auch von der genetischen Disposition abhängig. Das heißt, dass Depressionen zwar nicht direkt vererbbar sind, aber bestimmte genetische Merkmale das Risiko erhöhen, an einer Depression zu erkranken. Negative Denkmuster können allerdings neben der genetischen Disposition dazu beitragen, dass eine Person depressiv wird. Während der Depression ist das pessimistische Denken in Bezug auf die eigenen Fähigkeiten, die Umwelt und die persönliche Zukunftsperspektive noch stärker ausgeprägt. Ein rundum positiv eingestellter Mensch kann zwar ebenfalls an einer Depression erkranken, aber es setzen sich zumindest nicht gleich die vom Pessimisten verinnerlichten negativen Denkprozesse durch.

Warum genau also Menschen depressiv werden, ist bisher nicht eindeutig geklärt. Besondere und extrem belastende Lebensumstände und Kummer können eine Depression auslösen. Wissenschaftler haben beobachtet, dass meist eine Vielzahl von Faktoren zusammen spielen und eine Depression auslösen können.

Übrigens kann auch eine dauerhafte berufliche Über- oder Unterforderung zur Depression führen. Trotz klarer Symptome ist der Grund für eine Depression nicht immer offensichtlich. Auch im Alter kann das Risiko an einer Depression zu erkranken steigen.

Meistens, so behaupten einige Psychologen, sei die Ursache der Depression eine mangelnde seelische Bewältigungsstrategie.

Dies erscheint mir gerade bei Diagnosen wie MS, Fibromyalgie oder Krebs sehr einleuchtend, denn wenn sich solch eine schwerwiegende Diagnose auf eine nicht ausreichend bewältigte andere Sorge noch obendrauf setzt, dann wird es für die Seele sehr schwierig, aus den Ressourcen zu schöpfen und wieder in Balance zu finden.

Einige Bewältigungsstrategien sind:

- Die Fähigkeit, mit Kritik und Ablehnung adäquat umgehen zu können
- Konflikte ertragen und austragen zu können
- Verluste verkraften zu können
- Mit Fehlern und Niederlagen umgehen zu können.

Da aber tatsächlich alle Menschen immer mal wieder von Problemen umgeben sind, wirft dies die Frage auf, warum nicht die komplette Menschheit depressiv ist oder wird. Da stoßen wir schon an unser Erleben mit einer chronischen Erkrankung: es kommt immer darauf an, WIE wir mit diesen Problemen umgehen – auf die Art und Weise und ob wir über genügend Ressourcen verfügen und ausreichende Bewältigungsstrategien in unserer Kindheit erlernt haben, um diese Krisen und Probleme zu meistern. Die Art, wie wir seelisch mit solchen Situationen und Krisen umgehen und wie wir EMOTIONAL reagieren entscheidet darüber, ob wir auf Grund dieses Problems depressiv werden.

Beobachten Sie einmal Menschen mit gleichen oder ähnlichen Problemen und deren unterschiedlichen Umgang mit diesen. Sie werden feststellen, dass die optimistischen Menschen und die, die handlungsorientiert sind, schneller über eine Krise hinwegkommen.

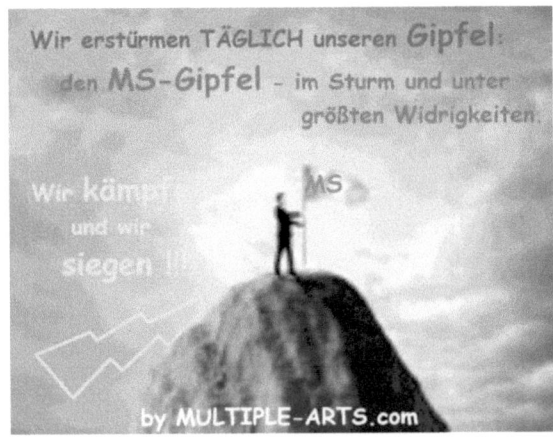

Was tun?

Depression ist eine also Erkrankung, die viele Aspekte der Persönlichkeit beeinträchtigen kann - die Befindlichkeit, das Denken, die Einstellung zu anderen Menschen, aber auch die körperliche Leistungs- und Genussfähigkeit. Dies kann für Betroffene eine nicht endend wollende Qual und auch Erniedrigung darstellen. Für Angehörige ist dies ebenfalls eine gehörige Umstellung und verlangt viel Geduld und Fingerspitzengefühl. Depressionen haben somit immer auch eine große Auswirkung auf das soziale Umfeld, auf die Beziehung zum Partner oder zu den Kindern.

Tipps bei Depressionen:

Es fällt mir etwas schwer Tipps bei Depressionen zu geben, da ich weiß, dass dies viele schwer Betroffene nur müde belächeln können, denn Viele stecken so tief in „ihrem Loch", dass sie es sich nicht im Entferntesten vorstellen können diese Tipps zu beherzigen. Deshalb möchte ich klarstellen, dass ich niemanden vor den Kopf stoßen möchte – aber bei all meinen Recherchen tauchen diese Tipps immer wieder auf und deshalb möchte ich sie Ihnen nicht vorenthalten.

- ❖ BEWEGUNG (regelmäßig, möglichst zu einem festen Zeitpunkt)
- ❖ Sich eine positivere Lebenseinstellung aneignen
- ❖ Aus dem Gedanken-Karussell aussteigen
- ❖ Bick auf Positives richten
- ❖ KLEINE Ziele für den Tag setzen (dafür belohnen)

Wie gehe ich am besten mit einer Depression um?

Leider sind Depressionen immer noch ein Tabuthema in unserer Gesellschaft. Menschen mit chronischen Erkrankungen wie Multiple Sklerose, Fibromyalgie oder Krebs und anderen Krankheiten sollten ihre depressiven Verstimmungen und Depressionen offen ansprechen um geeignete Hilfestellungen zu erhalten.

Ein paar Tipps:

- ➢ Ziehen Sie sich trotz der Diagnose und den eventuellen Depressionen nicht zurück. Suchen Sie aktiv den Kontakt zu anderen Menschen! (Facebook, spezielle Foren, DMSG. Selbsthilfegruppen und FREUNDE).
- ➢ Halten Sie Ihren behandelnden Arzt (Neurologe UND Hausarzt) über Ihre Stimmungslage auf dem Laufenden – nur so kann er die Situation adäquat einschätzen.
- ➢ Lernen Sie, selbstbewusst zu sein und bleiben Sie selbstbewusst! Denn nur so können Sie über vielleicht abwertende Reaktionen Ihrer Mitmenschen hinwegsehen. Beispielsweise auch Verhaltensweisen wie Ungeduld, wenn Sie langsamer sind, oder auch Bösartigkeit, wenn Sie schwanken wie ein Betrunkener. (Siehe dazu weitere Kapitel im Buch).
- ➢ Versuchen Sie, nicht ins Grübeln zu kommen. Gedanken wie: „Warum gerade ich?" oder sonstige Ursachenforschungen bringen Sie nicht weiter. Das STOPP-Wort ist eine gute Hilfe: Sollten Sie im Gedanken-Karussell landen, sagen Sie laut und deutlich „STOPP", um sich auf andere Gedanken zu bringen.
- ➢ Setzen Sie sich Ziele, aber stecken Sie sich diese nicht zu hoch! Wenn man nämlich zu hohe Erwartungen an sich selbst (und auch sein Gegenüber stellt), setzt man sich und den anderen damit unter einen starken Leistungsdruck, der sich wiederum negativ auswirken kann.

- Nach Stärken und Kreativität suchen: Versuchen Sie herauszufinden, was außer der Erkrankung sonst noch in Ihnen steckt. Vielleicht schlummert in Ihnen ein Talent, von dem Sie noch gar nichts wussten, und das auch überhaupt nicht von der Krankheit beeinflusst wird.
- Suchen Sie sich ein Vorbild, das gelernt hat, mit der chronischen Erkrankung selbstbewusst umzugehen. Vorbilder helfen vielen Menschen mit seelischen Krisen. Dies kann beispielsweise jemand aus der Selbsthilfegruppe oder Ihrem Bekanntenkreis sein, der selbst von einer chronischen Erkrankung betroffen ist und seinen Lebensstil mit ihr gefunden hat, oder aber es könnte auch jemand aus den virtuellen Kontakten sein.

> Wenn wir uns ausruhen und auch evtl. einmal einen ganzen Tag liegen müssen, ist es wichtig, uns immer wieder zu sagen, dass wir nicht etwa einen "Tag vergeuden", sondern dass es eine dringende **Notwendigeit** für uns ist + dass wir dies **BRAUCHEN**, um wieder aufstehen zu **können!!!**
>
> ©2014 MULTIPLE-ARTS.com

Behandlung

Depressionen können bei der Mehrheit der Patienten erfolgreich behandelt und auch geheilt werden. Es kommen medikamentöse Behandlungen beispielsweise mit Antidepressiva, (ergänzende) Psychotherapie, oder auch eine ambulante oder stationäre Aufnahme in einer Klinik in Frage.

Wichtig ist, dass man nicht alleine „herumdoktert", denn dies kann gefährlich enden und schlimme Ausmaße annehmen. Ebenfalls erweist es sich immer als sinnvoll, sich von einem Facharzt (Psychiater, Neurologe) beraten zu lassen.

Trotzdem ist die Behandlung von Depressionen sehr komplex – so, wie die Erkrankung selbst. Ziel aller Maßnahmen ist es, die Stimmung des Betroffenen zu verbessern und zu einer dauerhaften Steigerung der Lebensqualität beizutragen. In den meisten Fällen kann dies durch eine ambulante Therapie erreicht werden. Liegt allerdings eine stärker ausgeprägte Depression oder eine suizidale Tendenz vor, kommt sicherlich eher eine stationäre Behandlung in Frage.

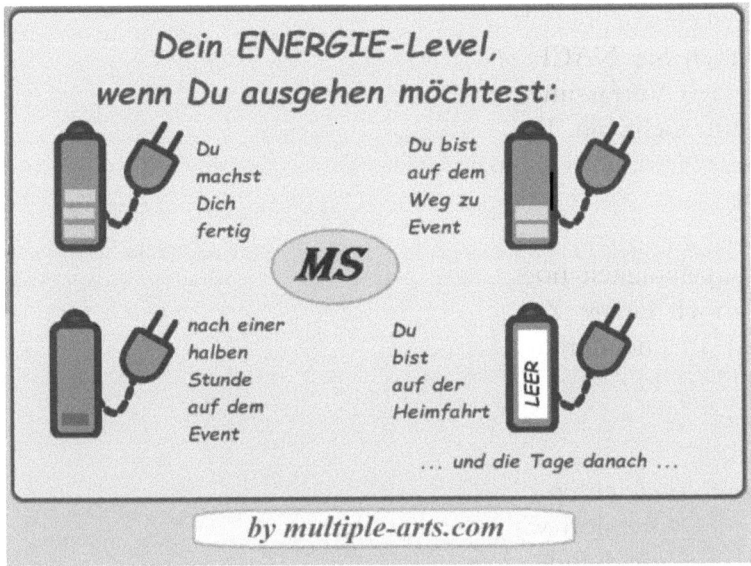

Selbsthilfe-Tipps bei LEICHTEN bis mittelschweren Depressionen (dies funktioniert selten bei wirklich schweren Depressionen):

- ✓ **Machen Sie sich bewusst, dass Ihre Depression Ihnen „ein Schnippchen" schlagen möchte: sie suggeriert Ihnen, dass Sie dies oder jenes nicht schaffen, zu müde und ausgelaugt seien - und vermutlich hören Sie darauf und glauben in dem Moment daran. Und da Sie daran glauben, wird es Ihnen auch nicht wirklich gut gehen. Trotzen Sie Ihrer Depression. Sagen Sie sich, dass Sie nichts perfekt machen müssen, sondern dass es reicht, in kleinen Schritten voranzukommen.**
  Sie müssen nicht gleich eine Wanderung machen – eine Runde „um den Block" reicht ebenso für den Anfang. So können Sie sich daran gewöhnen, sich aufzuraffen, sich anzuziehen und loszumarschieren... In aller Ruhe, ohne Druck...

Bewegung ist bei Depressionen übrigens das „A&O"!
Haben Sie NACHSICHT mit Ihrer schlechten körperlichen und seelischen Verfassung. Nehmen Sie den Zustand an, aber geben Sie sich ihm nicht hin. Ihr Zustand ist zurzeit nun mal nicht der, den Sie von sich aus früheren Zeiten (VOR der Depression) kannten und die seelische Abgeschlagenheit macht sich körperlich nun leider bemerkbar. Seien Sie nicht zu enttäuscht, wenn Sie spüren, dass Sie Ihre alte Leistungsfähigkeit noch lange nicht wieder erreicht haben. Das kann auch noch einige Zeit dauern – es kommt immer auf den ersten Schritt an und darauf, dass Sie sich ÜBERWINDEN können. GEDULD ist nun einer der Hauptpfeiler Ihrer „Therapie", denn es nutzt Ihnen nichts, GEGEN die Depression anzukämpfen. Sie können aber lernen, mit ihr zu leben und sie auszutricksen. (Ich betone: wir reden hier nur von leichten bis mittelschweren Depressionen!!!).
Ihre Depression wird nicht für immer bei Ihnen verweilen – Sie werden sie überwinden und einen Weg herausfinden und wieder völlig gesund werden.

Schritt für Schritt können Sie Ihren Tag planen – mit KLEINEN Zielen, die überschaubar sind. Und gerne dürfen Sie sich dafür auch belohnen. Denn jeder Schritt, den Sie tun, ist bei einer Depression lobenswert, WEIL Sie ihn tun! Mit jedem Schritt nach VORNE, entfernen Sie sich einen Schritt von Ihrer Depression! Machen Sie sich bewusst, dass Sie körperlich beeinträchtigt sind - so als würden Sie einen Gipsverband um den Fuß tragen und könnten zwar laufen, aber dies nur gehandicapt. Ihre Depression ist so ein Handicap. Nehmen Sie das wertfrei an. **Einem Menschen mit Krücken und gebrochenem Fuß würden Sie niemals raten, er solle schnell losrennen – weil er es nicht KÖNNTE! So ist das bei Ihnen und Ihrer Depression ebenfalls...** Sie können nur in Ruhe und langsam „los laufen"... Kleine Schritte... Schritt für Schritt! So, wie ein Gipsverband irgendwann entfernt werden würde, wird auch Ihre Depression heilen und irgendwann laufen Sie „ohne Krücken" durchs Leben – frei und unbeschwert. Auch wenn Sie daran momentan nicht glauben können, da Sie voller Angst und Hoffnungslosigkeit sind, wenig Zuversicht haben und vor allem sich selbst nichts mehr zutrauen: haben Sie GEDULD: es KOMMEN bessere Zeiten!

Versuchen Sie, die kleinen Wunder der Welt zu sehen, wahrzunehmen und sie zu genießen: ein Kind, das durch eine Pfütze hüpft, eine Blume am Wegesrand, ein lächelnder Passant, der Ihnen begegnet – sehen Sie auf das POSITIVE und lenken Sie Ihren Blick bewusst darauf – verweilen Sie in Gedanken und machen sich bewusst, wie viel Schönes es auf der Welt geben kann. Auch Sie werden wieder dorthin kommen. Bei Grübeleien hilft wieder einmal das berühmte „STOPP-Wort": unterbrechen Sie ihre negativen Gedanken abrupt mit einem laut ausgesprochenen „STOPP!".

Schreiben Sie sich Listen, was Sie persönlich an Schönem empfinden können/möchten; für was Sie DANKBAR sind, wen Sie lieben und wer Sie liebt, was Ihnen kurz- und langfristig gut tut und wer Ihnen gut tut. Mit diesen Gedanken, die Sie bewusst auf das Positive lenken, wird Ihnen bewusst, dass es viel Positives in Ihrem Leben geben kann. Überlegen Sie, was Sie tun könnten, sollte es Ihnen einmal noch schlechter gehen – wie Sie sich ablenken können, was Sie unternehmen könnten und wer für Sie notfalls eine Anlaufstelle sein könnte. Schreiben Sie beides ruhig alles auf, legen Sie es sich parat für schlechtere Zeiten, oder lesen Sie es sich täglich durch. Abends könnten Sie sich eine Schachtel mit Ihren „guten Erlebnissen" füllen, indem Sie sie notieren und dort hineinlegen. Sie wird sich anfüllen mit Gutem und Positivem! ☺

Je mehr Sie an positiven Ereignissen erleben und verinnerlichen, umso so motivierter werden Sie werden und sich auch immer mehr zutrauen. Ihr Mut wird wachsen und Ihr Selbstvertrauen wird sich wieder aufbauen können. Noch dazu sind Sie abgelenkter, was gut gegen die Grübeleien ist, Ihnen mehr Freude bringen und zu Ihrem körperlichen und seelischen Wohlgefühl beisteuern wird. Vielleicht entdecken Sie wieder Ihre Lust an der Gartenarbeit, an kreativen Tätigkeiten oder anderen „erschollen geglaubten" Hobbies und Interessen. Sorgen Sie GUT für sich - dazu gehört auch eine abwechslungsreiche Ernährung, viel frische Luft, machen Sie Pausen und lassen Sie es „sich gut gehen"!

Sollten Sie Schlafstörungen haben, ist es vielleicht ratsam, tagsüber nicht zu schlafen. Das müssen sie einfach ausprobieren.

Ansonsten nehmen Sie BITTE Hilfe an: Psychotherapie ist nach wie vor eine enorm geeignete Methode, um Depressionen sinnvoll zu behandeln und Sie wieder ins Gleichgewicht und hinaus aus den Grübeleien zu bringen, um Ihr Selbstvertrauen wieder zu stärken und Ihre Ängste zu reduzieren. Begleitend ist oft die Einnahme eines Antidepressivums notwendig – das besprechen Sie mit Ihrem Facharzt.

Und denken Sie an meinen ersten Satz: **Schlagen Sie Ihrer Depression ein Schnippchen!** Ihre gesamten ZWEIFEL, Ihre Hoffnungslosigkeit und Ängste sind ein **SYMPTOM** Ihrer Krankheit. Ein SYMPTOM! Das heißt: Sie sind krank und diese Symptome gehören zu Ihrem Krankheitsbild. Die gute Nachricht ist, dass sie zu bewältigen und sogar heilbar sind!

Haben Sie den Mut, sich diesen Symptomen zu stellen!

Sonstiges Wissenswertes:

Ein wichtiger Faktor, der das Seelenleben zusätzlich belastet, ist unser alltäglicher Stress. Dieser entsteht häufig aus unserer eigenen Interpretation der Situation. So können uns auch belanglose Dinge, wie eine schlecht sitzende Frisur oder ein verlegter Schlüssel stressen. Oft ist auch der eigene Perfektionismus eine Ursache für Stress.

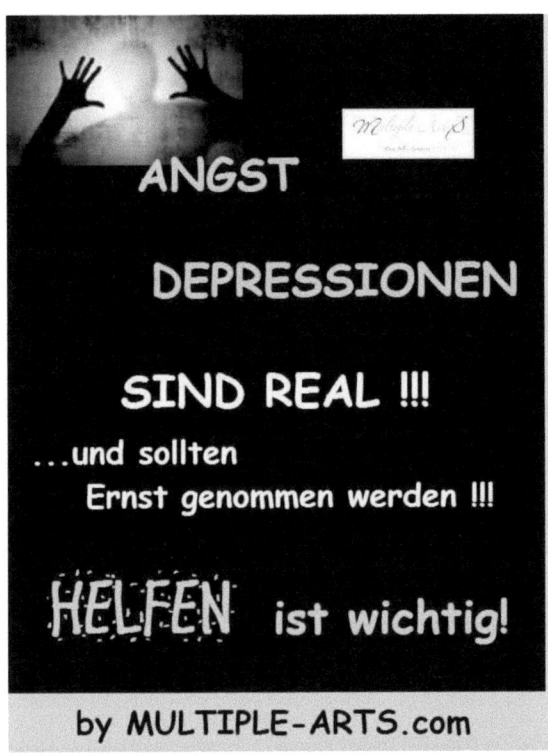

Gerade mit MS passieren uns täglich mehrere solcher Dinge. Da oftmals beispielsweise kognitive Leistungsstörungen die Schuld daran tragen, irritiert uns nicht nur der Akt des „Schusselig-Seins" an sich, sondern auch das Wissen, WARUM es uns mal wieder so ergangen ist. Das schmerzt ungemein. Denn man beobachtet sich, sein Verhalten und seine Schwächen dann umso genauer und das ist natürlich eine Falle, da wir uns weniger auf das GUTE besinnen. Deshalb versuchen

Sie, sich selbst nicht unter Druck zu setzen. Werden Sie nicht ungeduldig, wenn etwas nicht perfekt funktioniert und betrachten Sie die Situation lieber positiv. Fühlen Sie sich nicht für alles verantwortlich. Sie müssen nicht alle Sorgen der Welt auf Ihren Schultern tragen. Und falls das eine nicht klappt - nicht pessimistisch werden: Es gibt andere Sachen, in denen Sie gut sind – das sollten Sie sich immer wieder vor Augen führen.

Das alles gilt für ein Leben ohne Depression genauso! ☺

10 Mythen über „CHRONISCHE Schmerzen"

1. Wenn man keinen genauen Grund für Deine Schmerzen findet, ist ee wohl doch Einbildung!
2. Du kannst mal davon ausgehen, dass deine Schmerzen eines Tages komplett geheilt sind
3. Therapien bei Schmerzpatienten sollten schon nach sehr kurzer Zeit greifen!
4. Wenn Du gesund aussiehst, können Deine Schmerzen ja nicht so schlimm sein!
5. Wenn Du einmal nicht zum Arzt gehst, wirst Du nie wieder hingehen!
6. Du musst Dich nur ein bisschen zusammenreißen!!
7. Schmerzreduzierung über alternative Heilmethoden wie Meditation ist reine Einbildung
8. Deine Schmerzen werden schlimmer werden, wenn Du nicht …. körperlich aktiv wirst …, Deine Ernährung umstellst …, bestimmte Medikamente nimmst.
9. Du musst lernen, die komplette Kontrolle über Dein Leben zu erlangen – dann wird der Schmerz besser!
10. Wenn Du nicht über deine Schmerzen redest, werden sie auch verschwinden!

Multiple-artS.com

Wer an einer Depression erkrankt, leidet unter anhaltenden tiefen Verstimmungen, aus denen er sich in der Regel nicht mehr selbst befreien kann. Das ist ein großer Unterschied zu "normalen" Gefühlen der Erschöpfung oder einer Mutlosigkeit und Trauer, die als Reaktion auf konkrete Probleme entstanden sind. Solche "Tiefs" kennt jeder und diese gehen meist vorüber, sobald die auslösenden Ereignisse verarbeitet sind. Eine unbehandelte echte Depression dagegen bessert sich in der Regel nicht von selbst.

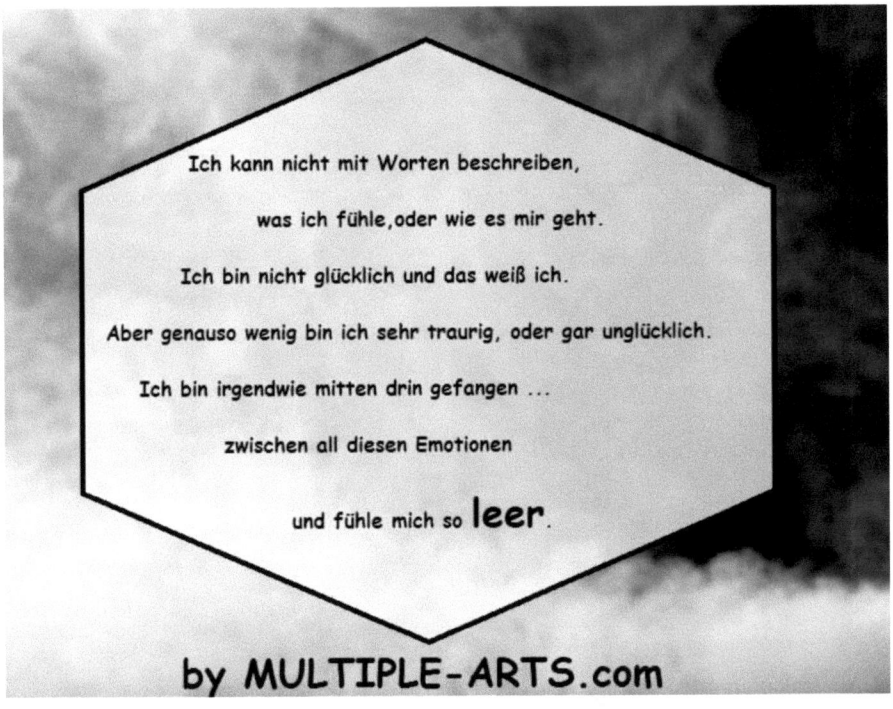

Schwerbehinderung:

MS-Patienten kennen das oft schwierige Procedere um die Anerkennung einer Schwerbehinderung nur zu gut – vor allem, wenn sie unter den nicht sichtbaren Symptomen leiden. Depressionen können ebenfalls als dauerhafte Einschränkung gelten.

„Menschen gelten dann als schwerbehindert, wenn sie auf Grund einer Erkrankung dauerhaft und wesentlich in ihrer Lebensqualität beeinträchtigt sind."

Dies gilt nicht nur für körperliche Erkrankungen, sondern auch für psychische Erkrankungen. Deshalb können von Depression Betroffene unter bestimmten Umständen einen Schwerbehindertenausweis erhalten. Maßgeblich hierfür ist allerdings, dass die Depression länger als sechs Monate angehalten haben muss. Sprechen Sie eventuell mit Ihrem Arzt darüber – auch, wie es sich mit MS und/oder einer Krebs- oder chronischen Erkrankung zusammenführen lässt.

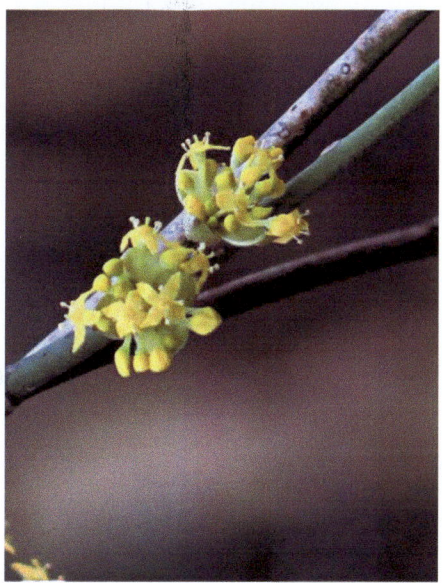

Foto: Norbert Dittmar

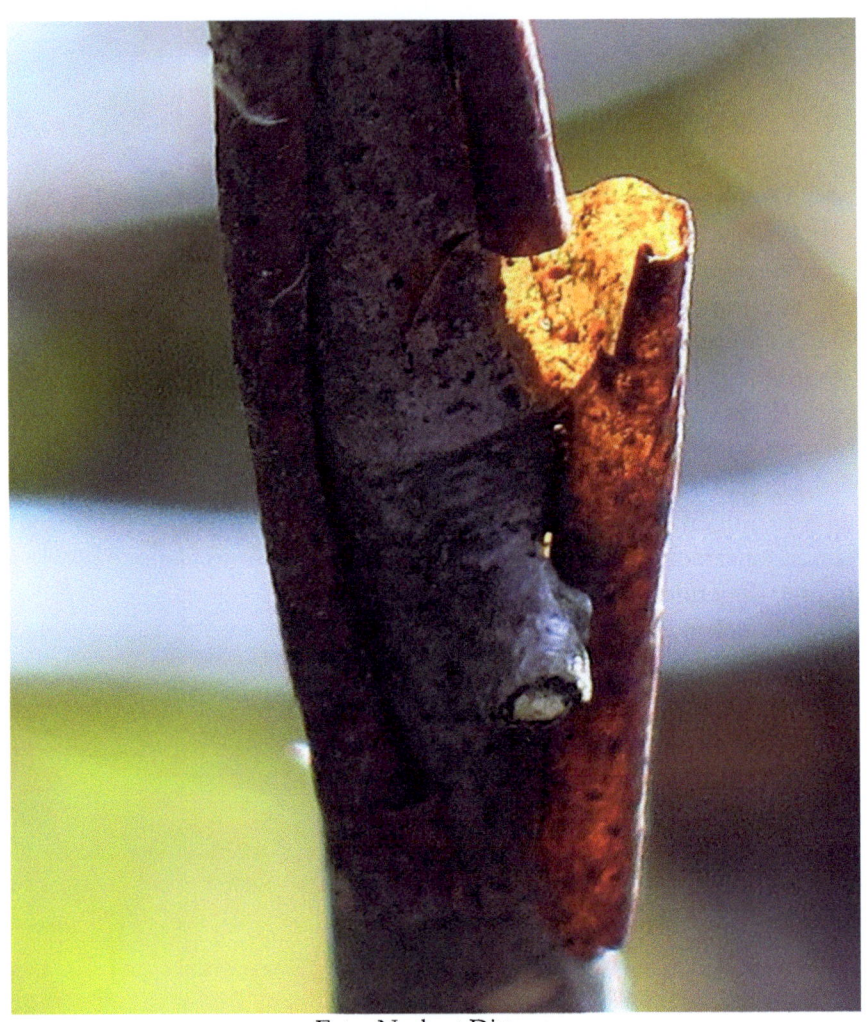
Foto: Norbert Dittmar

Burnout:

Der Begriff Burnout kommt aus dem Englischen und bedeutet „ausgebrannt". Allerdings existiert leider keine eindeutige Definition oder Diagnose-Beschreibung. Ebenso ist Burnout nicht als offizielles Krankheitsbild anerkannt und es ist dementsprechend auch nicht in den gängigen Klassifikationssystemen für Krankheiten gelistet. Es gibt zu viele unklare Aspekte und keine klare Definition, um das Störungsbild zu beschreiben. Des Weiteren sind keine eindeutigen Modelle vorhanden, die etwas über die Entstehung eines Burnouts aussagen. Zu viele Krankheitsbilder ähneln sich – wie beispielsweise depressive Störungen, Angststörungen oder wie chronische Erschöpfungssyndrome. Deshalb ist es schwierig, Burnout klar von anderen Gesundheitsstörungen abzugrenzen. Allerdings werden Burnout und Depressionen unterschiedlich behandelt und eine falsche Behandlung kann schwerwiegende Folgen für den Patienten haben.

Auch wenn das Syndrom Burnout nicht eindeutig definiert ist, so gibt es doch drei zentrale Merkmale, die auf ein „Ausgebrannt-Sein" hindeuten:

> - anhaltende emotionale Erschöpfung
> - das Gefühl, dass die eigene Arbeit nicht effektiv sondern sinnlos ist
> - der Widerwille gegen die Menschen, denen man am Arbeitsplatz begegnet.

Burnout zeichnet sich dadurch aus, dass zu Beginn hohes Engagement im Beruf steht. Daraus resultiert eine typische Vernachlässigung von Familie und Freunden. Erholungsphasen kommen definitiv zu kurz und die so geliebte Kraft und Energie schwinden. Plötzlich erledigt der Betroffene seine Arbeit weniger sorgfältig, gar unzuverlässig und vor allem nicht mehr gerne. Er reagiert bei Kritik sehr gereizt, weil er die Kritik an seiner Arbeit als einen **persönlichen Angriff** versteht. Die nachlassende Leistungsfähigkeit versucht er durch ein noch höheres Arbeitspensum zu kompensieren. Das ist sozusagen der Anfang vom Ende, denn nun beginnt die (Abwärts-) Spirale.

Wenn der Konflikt dann doch irgendwann einmal ins eigene Bewusstsein tritt, wird er oftmals verleugnet und nicht wahrgenommen. Deshalb zieht sich der Betroffene fast völlig aus dem Arbeitsleben zurück und empfindet ein Gefühl von Nutzlosigkeit und Leere. In der dieser Phase ist das Suizidrisiko sehr hoch.

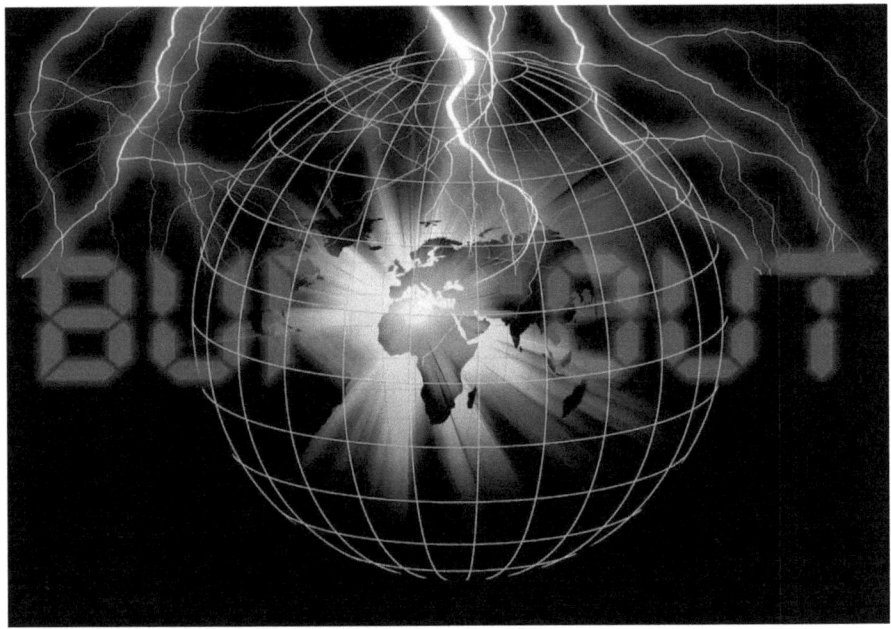

Boreout:

Dieses Syndrom, das leider oft noch nicht als „Krankheitsbild" anerkannt wird, möchte ich hier auch kurz erwähnen, da es teilweise noch unbekannt ist und doch häufiger auftritt, als man denkt.

Als Symptome des Boreout-Syndroms werden ähnliche wie die des Burnout-Syndroms genannt. Zu ihnen gehören Niedergeschlagenheit, Depressionen, Antriebs- und Schlaflosigkeit, aber auch Tinnitus, Infektionsanfälligkeit, Magenbeschwerden, Kopfschmerzen und ebenso Schwindelgefühle.

Als Boreout-Syndrom (von englisch boredom „Langeweile") wird ein Zustand ausgesprochener Unterforderung im Arbeitsleben bezeichnet: Boreout wird als paralleles Gegenstück des Burnout-Syndroms charakterisiert, das selbst in den Burnout münden kann. Die Auseinandersetzung mit und das Aushalten der unbefriedigenden Situation führe zu weiterem Stress, der lähmend wirke und belaste. (Wikipedia.de)

Betroffene haben, wie auch Depressive, das Gefühl, das Leben ziehe an ihnen vorbei. Dies kann sich anfühlen, wie eine große Ohnmacht und Machtlosigkeit der Langeweile gegenüber zu stehen und sie nicht bekämpfen zu können. So können Symptome einer Erschöpfungsdepression entstehen.

Das Gefühl inhaltlich nicht gefordert zu sein kann sich bei den Betroffenen als angstvoller Zustand äußern. Indem sie ihre Situation selbst als negativ empfinden, wird ihr Selbstwert angegriffen und ihr hohes Verpflichtungsgefühl, eine Leistung erbringen zu müssen, lässt sie verzweifeln.

Kann ich mich vor einer Depression schützen?

Niemand (!) ist wirklich geschützt vor einer Depression. Es kann wirklich jeden treffen. Das ist mir wichtig hier herauszustellen. So, wie es jeden treffen kann, MS oder Krebs zu bekommen. Niemand muss „stolz" auf seine Gesundheit sein – Dankbarkeit wäre da meiner Meinung nach eher angebracht. Natürlich können wir durch unsere Lebenseinstellung und Lebensweise so Einiges beeinflussen, aber schwerwiegende und chronische Krankheiten hat sich selten jemand gewünscht! Es gibt Dinge, auf die wir achten können und die uns in Krisen- und Belastungssituationen helfen können.

Es ist also immer sinnvoll, sich und sein Leben mal genauer zu betrachten. Was sind unsere Stärken, wo liegen Defizite? Was kann ich ändern, um gesunder zu leben; wie kann ich meine Stärken ausbauen und meine Defizite ausgleichen? Mit wem kann ich darüber sprechen und was will ich überhaupt erreichen??? Dies sind die ersten Fragen, die aufkommen, wenn man ein kurzes Resümee zieht.

In meinem Buch „Die Reise zum Glück" bin ich sehr ausführlich auf diese Thematik eingegangen und habe viele Tipps zum Thema „Selbstvertrauen und für den „Weg zum Glück" gegeben.

Man kann beispielsweise eine Liste aufstellen mit Dingen, die uns stark machen: Zum Beispiel stärken uns alle mit Sicherheit gute und sichere familiäre und freundschaftliche enge Bindungen. Sie sind die Voraussetzung für ein gesundes Selbstvertrauen und unser Selbstbewusstsein. Des Weiteren helfen uns besonders in Krisen- und Belastungssituationen diese familiären Strukturen und andere liebe Menschen die uns zur Seite stehen. Denn sobald wir Akzeptanz, Toleranz und Unterstützung in einer Gruppe erfahren, stärkt uns das.

Interessant ist - das wird jeder chronisch Kranke kennen - dass wir aus Krisensituationen fast immer etwas Wichtiges für unser Leben mitnehmen. Durch die Bewältigung von schwierigen Situationen bauen wir Kompetenzen auf und entwickeln Strategien, die uns helfen Schwieriges zu meistern und wir gehen gestärkt daraus hervor.

Das Besondere daran ist dann, dass wir aus diesem Erlernten und positiv Erlebten die Motivation und auch Kraft für das Durchstehen weiterer Krisen schöpfen. Wir gehen hoffnungsvoller in die Zukunft, sehen weniger schwarz, weil wir WISSEN (da wir es erlebt haben), dass wir solche Phasen meistern können.

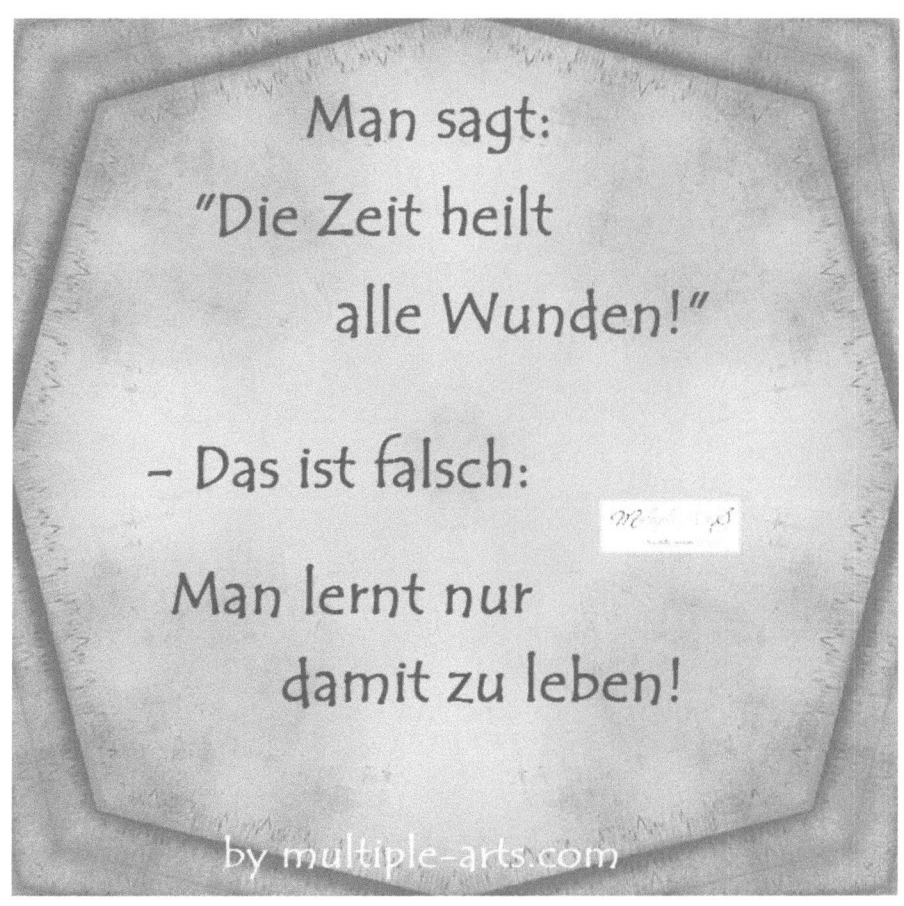

FATIGUE und Depressionen

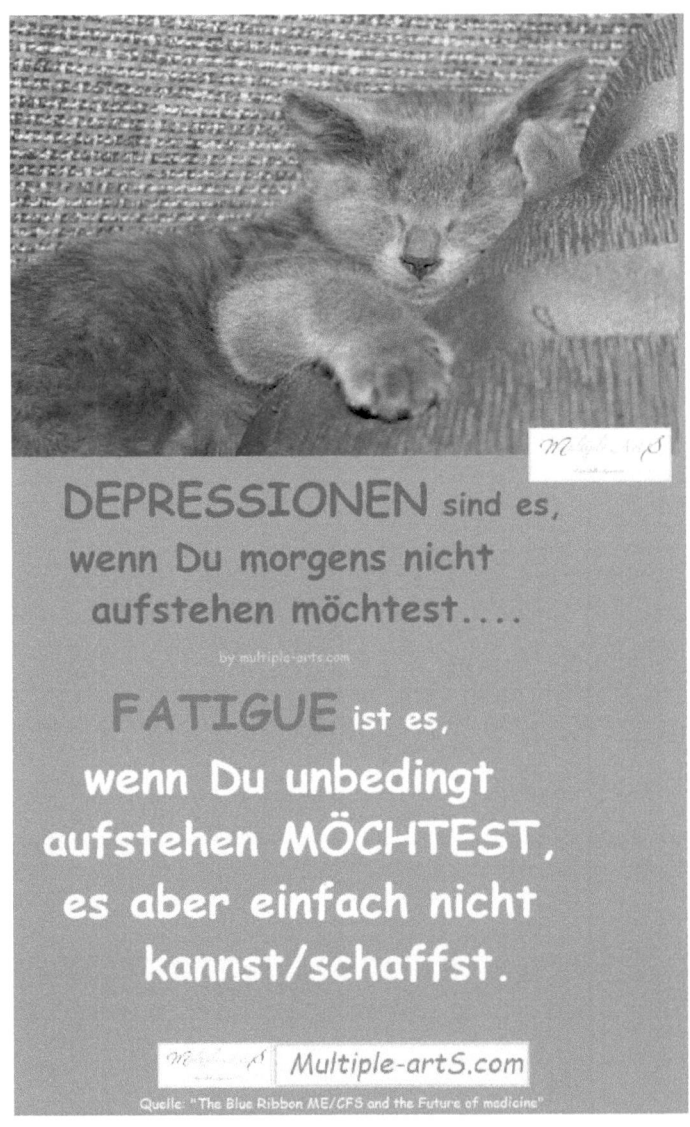

Krankheit und *Depression*: Belastung für die Partnerschaft

Eine chronische Erkrankung und eine Depression sind nicht nur eine große Belastung für die betroffene Person selbst, sondern auch für ihr Umfeld. Eine ganz besondere Herausforderung ist sie für eine Partnerschaft. Das gemeinsame Durchstehen kann die Beziehung aber auch festigen. Das kennen Viele ja auch schon von ihrer eventuellen anderen Erkrankung, wie MS oder Krebs. Wenn eine Beziehung diesem Stress nach einer solchen Diagnose standhält, wird sie es auch meistens noch weiter schaffen. Auch, wenn sie eine sehr große emotionale und körperliche Belastung darstellen kann. Denn es kann sein, dass man Schuldgefühle hat, sich hilflos und überfordert fühlt.

Allerdings muss man als Partner auch sehr vorsichtig sein, dass man nicht zum Laien-Doktor wird. Man versucht sicherlich, dem Betroffenen mit Ratschlägen beizustehen, ihn zu motivieren und die Depression "verschwinden zu lassen". Das ist prinzipiell ok, denn der Partner braucht Unterstützung. Aber es ist dringend notwendig, dass man dabei nicht in die Rolle eines Therapeuten rutscht. Angehörige sind selten dazu ausgebildet und selbst wenn sie es wären, ist die emotionale Bindung zu der betroffenen Person zu groß. Angehörige und Freunde können einfach keinen professionellen Therapeuten ersetzen, da unter anderem der professionelle Abstand fehlt.

Das Zauberwort ist auch hier: Mitfühlen, aber nicht mitleiden!

Dieser kleine, aber sehr feine Unterschied ist bei allen Krankheiten enorm wichtig. Mitgefühl braucht jeder Kranke, um sich verstanden, angenommen und akzeptiert zu fühlen! Mitleiden ist sehr gefährlich, denn die bedrückte oder gar aggressive Stimmung kann auf Dauer auch auf den Partner überspringen. Aber dem Partner ist nicht geholfen, wenn man ebenfalls depressiv wird und sei dies nur aus Empathie. Angehörige und Partner dürfen und sollen sich sogar immer noch am Leben erfreuen – auch wenn das nicht einfach ist. Deshalb brauchen Angehörige sehr oft auch professionelle Hilfe in Form von Psychotherapie. Statistisch gesehen bleiben die meisten Partner bei den Betroffenen. Denn die Liebe zueinander und die Anteilnahme und Hilfsbereitschaft lassen die vorhandenen Schwierigkeiten oft überwinden.

Bitte VERSTEHE ...

Ich versuche jeden Tag aufs NEUE mein BESTES zu geben!

by multiple-arts.com

Ich versuche, mich durch das Drama Fatigue hindurch zu kämpfen ...

Ich versuche, mich durch all meine Schmerzen zu kämpfen ...

Ich versuche, mich durch den Nebel und die Leere in meinem Kopf zu kämpfen ...

Ich versuche, mich von meiner Schlaflosigkeit nicht unterkriegen zu lassen ...

Ich versuche, mich durch all meine Schuldgefühle hindurch zu kämpfen ...

Ich versuche, mich nicht von all den Verurteilungen und Abwertungen aus der Bahn werfen zu lassen ...

Ich versuche, mich durch meine Ängste und Sorgen hindurch zu kämpfen ...

Ich versuch, all die ach so gut gemeinten „Rat-SCHLÄGE" zu ignorieren ...

Ich versuche, mich selbst jeden Tag daran zu erinnern, dass ich all dies tun muss ...

UND ich stehe immer wieder auf!
ICH GEBE NIEMALS AUF!

by multiple-arts.com

Ganz anders sieht es bei der manisch-depressiven Krankheit aus: Viele Beziehungen zerbrechen schnell - oft schon nach der ersten manisch-erregten Phase. Damit können wenige Partner umgehen, da sie meist recht extrem verläuft.

"Warum hast Du Depressionen? Das Leben ist doch sooo schön!"

"Warum hast Du Asthma? Es ist doch genug Luft zum Atmen da !!!"

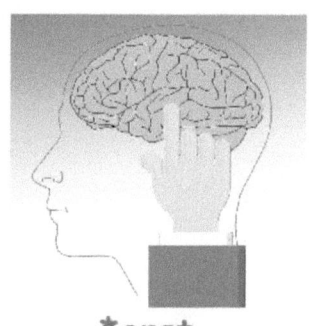

erst denken...

by MULTIPLE-ARTS.com

FATIGUE und Depression

Eine Krebserkrankung oder die Diagnose MS lösen bei vielen Betroffenen Ängste und Depressionen aus, die die Lebensfreude und Lebensqualität beeinträchtigen. Dieser fehlende Schwung geht ebenfalls mit Antriebsmangel, Müdigkeit und Erschöpfung einher.

Manche Betroffene haben beispielsweise nach einer Tumorbehandlung noch längere Zeit Anzeichen von Fatigue-Symptomen, ohne dass die direkte Ursache zu finden ist. Auch nach einer hochdosierten Chemo-Therapie, einer Stammzelltransplantation oder einer Ganzkörperbestrahlung kennt man dieses Syndrom. Es gibt Vermutungen, dass als Ursachen neurophysiologische- und Stoffwechsel-Störungen, ein gestörter Schlaf-Wach-Rhythmus, Störungen in der seelischen Verarbeitung der Krebserkrankung und Vieles mehr in Frage kommen. Durch eine gezielte Erfassung aller Beschweren und Umstände und eine darauf abgestimmte Therapie lassen sich aber auch in diesen Fällen die Beschwerden etwas lindern.

Besondere Aufmerksamkeit sollte immer dem Aspekt der „Niedergeschlagenheit" (Depression) gelten. Denn Müdigkeit, Erschöpfung und Niedergeschlagenheit hängen eng miteinander zusammen. Auch wenn es nicht einfach ist herauszufinden, WAS Ursache und was Wirkung ist, sollt man es abklären lassen. Depressionen und Fatigue weisen einige Gemeinsamkeiten auf und ähneln sich in vielen Bereichen.

Bei Krebserkrankungen stellen sich angesichts der lebensbedrohlichen Diagnose verständlicher Weise sehr schnell Verstimmungen und Niedergeschlagenheit ein. Bei jedem 5. Betroffenen findet sich eine behandlungsbedürftige Depression (und Angststörung). Ebenso weist jeder 5. Betroffene, der unter Fatigue leidet, Anzeichen einer Depression auf. Wichtig ist hierbei, dass genau unterschieden wird, ob die Erschöpfung eine depressive Verstimmung zur Folge hat, oder ob die Depression sich durch eine massive Erschöpfung äußert.

So ist häufig beobachtet worden, dass einerseits Fatigue bei den Patienten mit depressiver Stimmungslage häufiger und intensiver auftritt, dass aber andererseits Fatigue eine Depression auch auslösen und verstärken kann. (Quelle: Deutsche Krebshilfe).

Eine klare Unterscheidung zwischen Fatigue und Depression wird vermutlich nicht immer vollständig gelingen, aber ein paar Anhaltspunkte könnten wichtige Hinweise in die eine oder andere Richtung geben.

- Gab es in Ihrem Leben schon früher Episoden einer depressiven Verstimmung?
- Leiden sie erst seit Ihrer (Krebs) Erkrankung an dieser Art von Müdigkeit?
- Ging dieser Müdigkeit eine depressive Verstimmung voraus?
- Denken Sie häufig ans Sterben?
- Haben Sie die Lebenslust verloren oder wollen Sie, KÖNNEN aber nicht? (Quelle: Deutsche Krebshilfe)

Sollte sich bei den Antworten zu diesen Fragen zeigen, dass Sie innerlich besonders wenig MOTIVIERT und auch antriebslos sind und dass Sie dabei eine starke Tendenz zur „Selbstentwertung" haben, dann würde dies dafür sprechen, dass Ihre Erschöpfung Ausdruck einer Depression sein könnte.

Empfinden Sie allerdings Ihre Erschöpfung, Schwäche, Kraftlosigkeit und Müdigkeit mehr körperlich, geistig und gefühlsmäßig, deutet diese eher auf eine Fatigue hin.

FATIGUE

>Auszug aus meinem Buch „Unsichtbare Symptome"<

- MS-Fatigue: vorzeitige allgemeine physische und psychische Erschöpfung. Fatigue = Müdigkeit. (DMSG.de)
- Erschöpfung, bis zur Unfähigkeit aufzustehen (behindert körperliche Bewegung und deren Ausführung)
- MS-Symptome verstärken sich, Zittern, innerliche Unruhe
- extrem müde, ohne einschlafen zu können o. ständiges Schlafen
- es fällt schwer, klar zu denken (auch verlangsamt), Gedanken zusammen zu halten, sich zu konzentrieren
- motivationslos
- behindert psychische und körperliche Belastbarkeit
- extreme und schnelle Erschöpfung: Körperlich und psychisch
- dabei auch Sprachschwierigkeiten
- Übelkeit
- Sehstörungen
- Schmerzen
- Depressionen (Traurigkeit, Verzweiflung)

Überaus WICHTIG zu wissen ist, dass Fatigue eine unkontrollierbare Erschöpfung ist, die nicht willentlich beherrscht werden kann!!!

Denn es ist ganzkörperliches Gefühl physischer und/oder mentaler Erschöpfung!

Das Fatigue-Syndrom bezeichnet ein Erleben von anhaltender (also auch ständiger) Müdigkeit, Erschöpfung und Antriebslosigkeit. Es beeinträchtigt das Leben der Betroffenen stark und sehr nachhaltig und lässt sich auch durch viel Schlaf nicht beseitigen.

*Eine emotionale Erklärung

Fatigue: „abnorme Erschöpfung", so wird es gerne beschrieben in Fachbüchern. Ist es nur das?

MS`ler, oder auch Krebspatienten, die tatsächlich unter Fatigue leiden, können dieser versuchten Erklärung eines dramatischen Zustandes zwar zustimmen, aber sie beschreibt trotzdem nicht im Entferntesten, wie wir uns während eines Fatigue-Anfalls (so nenne ich es, da „es" anfallsartig kommt) fühlen.

- „Vom Laster überrollt"
- „wie bei 40°C Fieber einen Marathon laufen müssen"
- „das Gefühl haben, gleich in Ohnmacht zu fallen, wenn man sich nicht SOFORT hinlegen (zurückziehen) kann"
- „Übelkeit und schmerzende Gliedmaßen, die wie gelähmt sind"

Dies sind nur einige, vielleicht anschauliche, Beschreibungen von Fatigue-Anfällen.

Ich glaube, dass es sehr wichtig ist, seinem Gegenüber ganz deutlich und klar erklären zu können, was genau Fatigue ist, da wieder einmal das Problem besteht, dass man es uns vermutlich nicht ansieht, wenn wir in solch einen Zustand fallen.

Bei mir ist das jedenfalls so. Ich sehe kein bisschen anders aus, als vorher und doch bricht für mich gerade eine Welt zusammen: dieses absolut hilflose Gefühl, das mich bei einem drohenden, sich eventuell ankündigendem Fatigue-Anfall überkommt, ist mit keinen Worten zu beschreiben - es ist, wie wenn man eine Ohnmacht kommen sieht und absolut NICHTS dagegen unternehmen kann, hilflos, machtlos und völlig allein gelassen mit ansehen muss, wie dieser Zustand ungefragt von uns Besitz ergreift!

Jedes Mal erwischt es mich wieder „kalt", jedes Mal bin ich erschüttert, wie allumfassend dieser Zustand meinen Körper und somit auch meine Seele besetzt, nicht locker lässt und vor allem alle altbewährten Strategien außer Kraft hebelt. Ich muss völlig machtlos mitansehen, wie eine riesige starke zerstörende Welle über mich hereinschwappt, über mich hinwegfegt, mich mitreißt, mich angreift und umhaut und ich weiß nicht, wann dieser „Tsunami" vorbei ist. Ich kann nichts tun, als stillhalten, aushalten und möglichst ein ruhiges Fleckchen finden und warten, bis „es" vorbei ist. - Bis diese bösartige Welle in ihrer Zerstörungswut ein Häufchen Elend und eine geschundene Seele hinterlassen hat.

Mein Körper hat mit der Fatigue zu kämpfen: es ist danach, als ob ich wieder bei NULL anfange. Manchmal habe ich das Bedürfnis, mich anschließend wie ein nasser Hund zu schütteln, alles Erlebte abzuschütteln und die Hoffnung nicht aufzugeben, dass es so schnell nicht wieder passiert.

Meine Seele fühlt sich gepeinigt, völlig überstrapaziert und ich frage mich dann immer und immer wieder, warum hat mich meine MS damit so sehr im Griff?

Es ist ein wirklich schrecklicher, schauriger Zustand, der sich unglaublich schwer begreifbar machen lässt und auch mit der Häufigkeit nicht seinen Schrecken verliert. Im Gegenteil: ich glaube, diese Hilflosigkeit, mit der man den Fatigue-Anfall über sich ergehen lassen muss, dieses nicht Handeln können, sich ganz und gar darauf einlassen müssen, sich ausgeliefert fühlen und nicht selbst heraushelfen können inmitten dieser Welle - das ist Schlimmste!

Wenn alles vorbei ist, (bei mir passiert das manchmal ganz plötzlich und unverhofft), manchmal nach einer halben Stunde, manchmal auch erst nach vielen schrecklichen Stunden, dann ist es irgendwann so, als wäre „es" nie da gewesen. Wenn ich mich dann aufrappele, kommt es mir vor wie ein schlechter Traum, ein sehr schlechter Traum.

Ich bin froh, wenn mich ein solcher Anfall in vertrauter Umgebung überfällt. Am besten zu Hause, wenn ich mich hinlegen kann.

Die Fatigue ist unbarmherzig: sie kündigt sich oft gar nicht an, ist plötzlich mit aller Wucht da und man „steht im Regen", erst mal noch fassungslos und dann sich plötzlich bewusst werdend: Hallo MS, hallo Fatigue und es kommt das dringende Bedürfnis und Verlangen: ich muss mich hinlegen, schnell, sofort. Mir wird es oft übel in solchen Momenten und ich brauche absolute Rückzugsmöglichkeit.

Liebe Angehörige: wenn Ihr uns so erlebt, denkt nicht, dass wir simulieren, denkt nicht, dass wir „nur" müde und/oder erschöpft sind, dass wir uns nur hinlegen müssen: nein, versucht zu empfinden, welch starker Orkan, welch abartige, abnorme Kraft gerade von uns Besitz genommen hat, die wir weder steuern, noch beeinflussen können: wir müssen sie aushalten und fühlen uns dabei ganz klein, ganz hilfsbedürftig, ängstlich und völlig zerschlagen, in unseren Grundmauern erschüttert.

Ganz schlimm ist es, wenn wir in diesem Moment nicht hundertprozentiges Verstehen spüren. Das stresst uns dann noch mehr, weil wir dann das Gefühl haben wir müssten uns rechtfertigen. In diesem Moment könnten wir aber noch nicht einmal das.

Wir können in diesem Moment gar nichts: nur liegen und Ruhe haben. Es ist sicher sehr schwer zu verstehen. "Erschöpft" sind wir doch alle mal irgendwann. Aber es IST anders, es ist böse und zerstörend und lähmt uns, im wahrsten Sinn des Wortes.

Selbst Ärzten ist dieses Phänomen manchmal schwer zu erklären. Bei meiner MS nimmt diese Fatigue den Hauptanteil an Beeinträchtigungen ein. Und das, obwohl ich aussehe, „wie das blühende Leben". Es trifft mich immer wieder sehr, wenn ich das Gefühl habe, dass man nicht erkennt, wie umfassend diese Behinderung, dieser Anteil der MS ist. Meine Fatigue hindert mich daran, arbeiten zu gehen und ebenfalls verhindert sie andere schöne Dinge in meinem Leben. Ich bin abhängig von der Fatigue und zwar in der Hinsicht, dass ich NIE ohne sie planen kann: keinen Start in den Tag, keine Termine, keine Treffen, keinen Haushalt, keine Telefonate: alles wird durch sie bestimmt, weil meine einzige Möglichkeit des „in den Griff Bekommens", was nie völlig möglich ist, nur mein striktes Halten an mein persönliches MS-Energie-Management ist. Organisieren - Ruhepausen einplanen, die entsprechend lang und ungestört sind. Nicht mehr als ein, höchstens zwei „Termine" an einem Tag.

So kann ich die Fatigue manchmal etwas austricksen, ausbremsen. Aber eben nur manchmal. Denn sie kommt auch an Tagen völliger Ruhe und es verändert auch nicht unbedingt die Heftigkeit eines Anfalls. Und wenn sie kommt, weil man es „mal wieder übertrieben" hat, dann kann man ihr im besten Fall entgegentreten und ihr zuschleudern: „wenigstens hatte ich mal ein schönes Wochenende" und da ich mit Dir gerechnet habe, habe ich heute auch gar nichts vor und ergebe mich.

Hallo MS, hallo Fatigue, hallo Verzweiflung, hallo Leben, hallo MS-Normalität!"

Dies alles macht deutlich, WIE sehr Fatigue das Leben eines chronisch Kranken beeinflusst... **Kommen Fatigue UND Depressionen zusammen, dann kann sich Jeder ausrechnen, wie dramatisch solch ein Zustand ist.**

Aus diesem Grund gehe ich hier auch so ausführlich auf die Fatigue ein. Jedes Syndrom ist alleinstehend schon ein Drama - zusammen ist es der blanke Horror für die Betroffenen und natürlich auch für die Angehörigen.

Deshalb ist es auch so wichtig beide Symptome von einem Fachmann abklären zu lassen, damit sie getrennt voneinander behandelt werden können. Allerdings helfen einige Antidepressiva sowohl gegen Depressionen, als auch gegen Fatigue. Das besprechen Sie am besten mit Ihrem Neurologen.

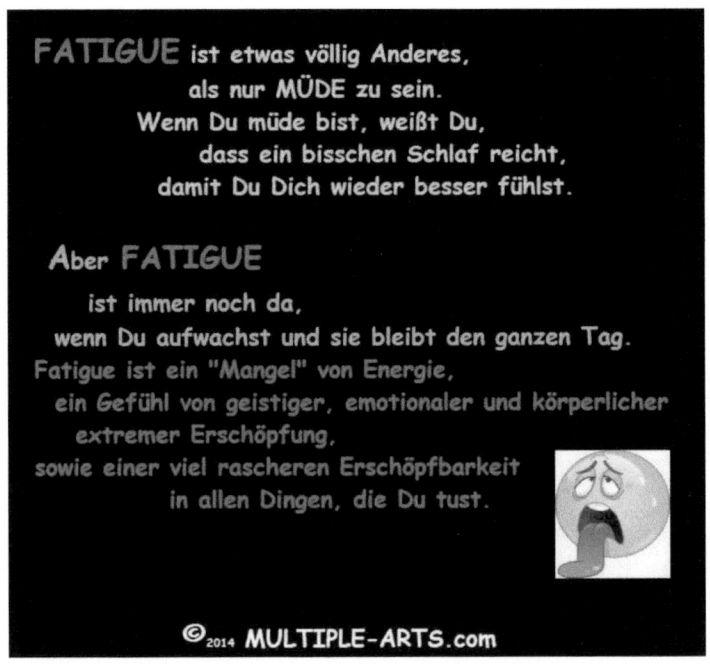

Und noch ein „dramatischer" Fatigue-Text, den ich kurz nach einer Fatigue-Attacke schrieb:

*FATIGUE

Ich hasse sie – die Fatigue.
Abgrundtief.
Ich verabscheue sie.
ABER: das interessiert sie einfach nicht! Ungefragt kommt sie, überfällt mich und mein Leben, erniedrigt mich und nimmt völlig Besitz von mir. VÖLLIG!
V Ö L L I G !
Wie oft habe ich über sie geschrieben und wie oft quält sie mich und doch sind es im Endeffekt immer wieder die gleichen Worte, die mir zu diesem Drama einfallen: erniedrigend, niederschmetternd, erdrückend, eine riesen LAST.

- Wie vom Laster überrollt – nein, wie von einem Konvoi an Sattelschleppern überrollt, platt gefahren, mausetot, alle Knochen brechend, schmerzend … alle Gliedmaßen so kraftlos, dass sie vor lauter Kraftlosigkeit schon schmerzen - und das, OBWOHL sie nun auch noch taub und tot gefahren sind.
- Kraftlosigkeit im Körper, Schwäche wie Ohnmachtsgefühle …
- Leere im Gehirn, völlige Leere! (Ist es überhaupt noch da???)
- Ja, es ist noch da, denn SCHWINDEL kommt auf und setzt die tote platte Maus noch mehr außer Gefecht – wenn das überhaupt noch möglich ist…
- Toter als tot!
- Übelkeit…
- Angst!
- Hilflosigkeit!
- Wut und Verzweiflung!
- Lebensqualität: WO bist DU???
- → **Ich bin ein WRACK!**

Ein Drama, ein echtes Drama, das mich jedes Mal aufs Neue überfällt – ein Drama, dessen Regisseur schon lange das Weite gesucht hat: völlig überfordert, hilflos....

Und er lässt die Fatigue einfach selbst die Regie übernehmen. Eine dramatische Regie, eine Regie des Grauens.

Später, wenn nach gefühlten 5 Tagen dieser Fatigue-Anfall vorüber ist ... Später, da liege ich völlig verzweifelt auf meiner Couch, öffne vorsichtig die Augen und versuche in der Wirklichkeit anzukommen und HOFFE inständig, dass es die Realität ist und nicht in weiterer Fatigue-Albtraum, ein weiteres Fatigue-Drama.

Blinzelnd überprüfe ich, ob ICH es noch bin – was dieser Sattelschlepper-Lastwagen-Transport-Zug von mir übrig gelassen hat.

Ich zähle meine Gliedmaßen, spüre nach, ob ich noch alles bewegen kann und ob meine Augen wieder klar sehen können, ob mein Hirn wieder auf „Normalzustand" eingestellt ist.... Und bin dankbar, wenn ICH MICH wiederfinde.

Hallo Fatigue; Hallo MS; Hallo Verzweiflung und wilde Lebenslust!

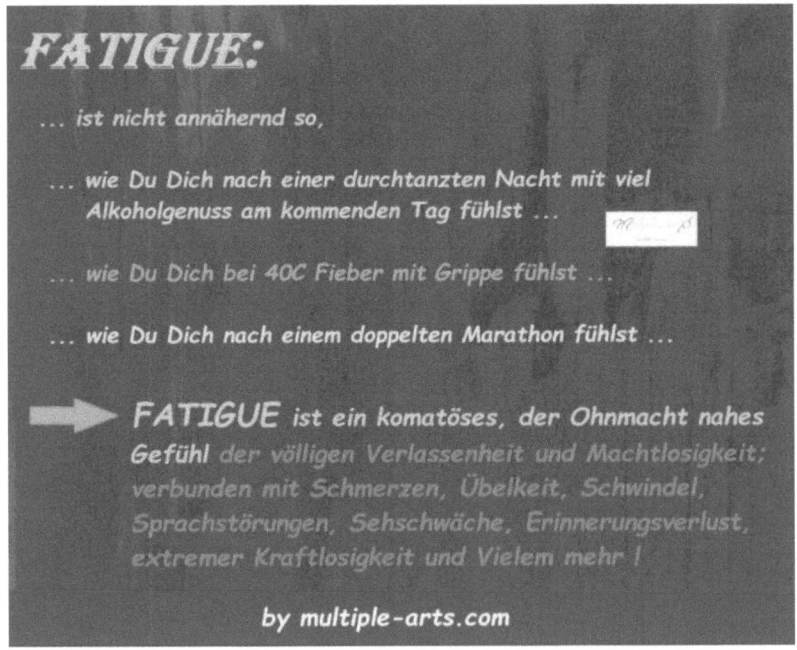

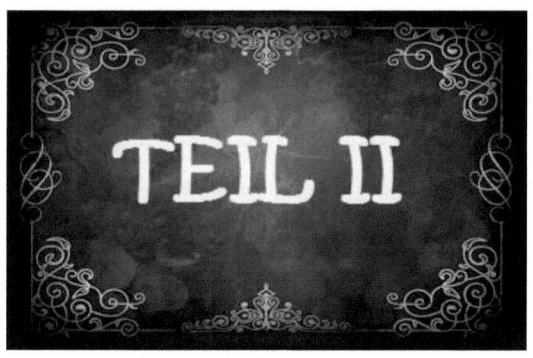

WISSENSWERTES

VERTRAUEN

1) Urvertrauen

Urvertrauen: der Soziologe Dieter Claessens hat 1962 das Konzept eines „Urvertrauens" neu entwickelt, empirisch enger bestimmt und damit gezielt das erste Lebensjahr des Säuglings thematisiert. Es geht bei Claessens biosoziologisch darum, ob der Säugling überhaupt lernt, Vertrauen zu irgendetwas zu entwickeln (also ein künftighin wirkendes „Vertrauen in Vertrauen"). Nach ihm erwirbt jeder Mensch in der allerersten Lebenszeit die Grundeinstellung, dass er Situationen und Menschen vertrauen könne, oder aber er erwirbt sie nicht und kann sie dann im späteren Leben nicht mehr nachholen. Dieses Urvertrauen – wie bei seinem Fehlen auch das Urmisstrauen – ist für alle späteren Entwicklungen von Beziehungen zu anderen Menschen und für die Charakterbildung maßgeblich. Es ist einer der Grundpfeiler, auf die sich die Entwicklung und Ausprägung einer gesunden Persönlichkeit stützt.

Urvertrauen entwickelt sich bei beiden Ansätzen im sehr frühen Kindesalter durch die verlässliche, durchgehaltene, liebende und sorgende Zuwendung von Dauerpflegepersonen (meistens den Eltern).

Es verschafft die innere emotionale Sicherheit, die später zu einem Vertrauen in seine Umgebung und zu Kontakten mit anderen Menschen überhaupt erst befähigt. Urvertrauen ermöglicht angstarme Auseinandersetzung mit der sozialen Umwelt.

Es ist also die Grundlage für:
- Vertrauen auf/in sich selbst, Selbstwertgefühl, Liebesfähigkeit („Ich bin es wert, geliebt zu werden." „Ich fühle mich geborgen.")
- Vertrauen in andere, in Partnerschaft, Gemeinschaft („Ich vertraue Dir." „Wir lieben uns.", „Ich weiß mich verstanden und angenommen.")
- Vertrauen in das Ganze, in die Welt („Es lohnt sich zu leben.")

(Wikipedia.de)

2) Vertrauen

Vertrauen ist die Basis - Basis für uns selbst, die Basis für Beziehungen aller Art und die Basis „gegen" Depressionen und Krankheiten. Das Vertrauen auf Heilung bei Depressionen ist heilend.

Heilung für MS oder viele andere chronische Erkrankungen wird es momentan vielleicht nicht geben, aber das Vertrauen auf Positives und auf Hoffnung - das heilt unsere geschundene und wunde Seele. Es heilt, weil wir hoffen und wenn wir hoffen, dann schauen wir nach vorne. Vertrauen in uns selbst ist demnach mehr als nur ein Wort – es ist eine Chance – auf Versöhnung mit unserem ICH, unserem inneren Kind und unserem (kranken) Körper und Geist.

Vertrauen zu können ist fast ein Grundbedürfnis des Menschen. Wenn man kein Vertrauen zu sich und anderen hat, sowie nicht das Empfinden, dass „alles mit rechten Dingen" zugehen wird entwickeln kann, dann fehlt etwas Grundsätzliches – die Basis. Wenn ein Säugling kein Urvertrauen aufbauen konnte, dann fehlt die Basis für seine psychische Gesundheit. Das wiederum kann Depressionen hervorrufen, Ängste und Vieles mehr. Lieblosigkeit, Vernachlässigung oder Misshandlung können ebenfalls zu einer mangelhaften Ausbildung des Urvertrauens führen. Hiermit können deshalb auch Beziehungs- und Bindungsprobleme von Menschen erklärt werden.

✓ Folgestörungen können Misstrauen, Depressionen, Angstzustände, Aggressivität und Vieles mehr sein.

Vertrauen ist in psychologisch-persönlichkeits-theoretischer Perspektive definiert als subjektive Überzeugung von der (oder auch als Gefühl für oder Glaube an die) Richtigkeit, Wahrheit bzw. Redlichkeit von Personen, von Handlungen, Einsichten und Aussagen eines anderen oder von sich selbst (Selbstvertrauen). Zum Vertrauen gehört auch die Überzeugung der Möglichkeit von Handlungen und der Fähigkeit zu Handlungen. Man spricht dann eher von Zutrauen. Als das Gegenteil des Vertrauens gilt das Misstrauen. (Wikipedia.de)

Des Weiteren ist Vertrauen ein Phänomen, das in unsicheren Situationen oder bei risikohaftem Ausgang einer Handlung auftritt: Wer sich einer Sache sicher sein kann, muss nicht vertrauen. Vertrauen ist aber auch immer mehr als nur Glaube oder Hoffnung. Die sogenannte Vertrauensgrundlage muss sich bilden können. Dies können gemachte Erfahrungen sein, aber auch das Vertrauen einer Person, der man selbst vertraut oder institutionelle Mechanismen.

Vertrauen ist teilweise übertragbar. Jemandem „sein ganzes Vertrauen zu schenken", kann sehr emotional und aufregend sein. (Das Springen eines Kindes in die ausgebreiteten Arme des Vaters). Dies ist auch ein gegenseitiges Vertrauen und gilt somit sowohl für den Vater, als auch für das Kind. Prinzipiell basieren Vertrauensbeziehungen meist auf Gegenseitigkeit. Identifikationsbasiertes Vertrauen basiert auf gemeinsamen Erfahrungen (und früheren Handlungen), sowie auf gegenseitigem Verstehen. In einer engen Partnerschaft wächst gegenseitiges Vertrauen umso stärker, je mehr auch Gefühle ausgesprochen und akzeptiert werden.

Misstrauen ist das Gegenteil von Vertrauen und ist nicht nur ein negativ besetztes Wort. Misstrauisch gegenüber Fremden zu sein, kann eine reine Vorsichtmaßnahme sein. Allerdings ist es auch hier so, wie bei allem anderen ebenfalls: die gesunde Mischung macht das Miss/Verhältnis aus und die Gratwanderung ist nicht immer einfach. Wer Urvertrauen kennt und sich selbst, seinen Vermutungen und „seinem Bauch" vertrauen kann, der hat einen Vorschuss an diesem Urvertrauen und wird immer auch klarer und gesunder unterscheiden können. Blindes Vertrauen dagegen ist ebenfalls problematisch. Sie sehen – es ist nicht einfach, deshalb ist es mir auch Wert, hier über das Vertrauen zu berichten.

Wer eine schwere und chronische Erkrankung hat, hat womöglich das Vertrauen in seinen Körper und in seine eigene Leistungskraft verloren. Mir ging es mit meiner Fatigue anfangs so: ich war nicht mehr die „Alte", mein Körper war nicht mehr verlässlich und somit habe ich das Vertrauen in meinen Körper und meine Seele in Frage gestellt. Ich habe es auf Grund von Psychotherapie zum Glück nie verloren, aber ich weiß, wie einschneidend solche Veränderungen sein können. Es hat eine Weile gedauert, bis ich wieder ein relativ verlässliches Vertrauen aufbauen konnte – aber es wird niemals mehr das komplette Vertrauen sein, das ich vor meiner Erkrankung in Bezug auf meinen Körper, meine Kraft und Energie und somit in meine Leistungsfähigkeit hatte. Ich musste mir einen neuen Vertrauens-Status aufbauen, ein neues ICH sogar, das mit all den Veränderungen kooperieren konnte. Ich bin zum Glück ein von Grund auf positiv denkender und sehr optimistischer Mensch, noch dazu sehr handlungsorientiert – diese Werkzeuge haben mir geholfen und mich wieder auf meinen Weg gebracht... Er verläuft nun anders, ich musste viele Entbehrungen und Einschränkungen in Kauf nehmen, aber ich habe mich gut arrangiert und versuche diesen Weg nun mit Vertrauen zu gehen. Und auch wenn es wackelig wird, mir Steine in den Weg gelegt werden, auch wenn ich stolpere... - ich schaue nach vorne und stehe immer wieder auf. Ich bin dankbar, dass mir das bis jetzt gelungen ist. Keiner weiß, ob sich das einmal ändert und deswegen bin ich auch nicht „stolz" auf meinen Weg: ich habe das Glück, ihn so gehen zu können. Nicht mehr und nicht weniger.

Menschen, die weniger Glück haben – vielleicht auch, weil sie keine guten Werkzeuge mit auf den Weg bekommen haben und vor allem kein Urvertrauen erfahren haben - lernen eventuell durch schlechte Erfahrungen misstrauisch zu werden. Dass besonders in Partnerschaften (Liebesbeziehungen) das Vertrauen die Grundlage ist, entbehrt jedes Hinweises. Wenn man es erleben darf, dass man sich auf sich selbst und auf jemand anderen verlassen kann, ihm vertrauen kann – dann ist das etwas Wunderbares. Auch für unser seelisches Gleichgewicht ist ein gesundes Vertrauen (auch in die Zukunft) sehr wichtig.

All das wiederum basiert teilweise auf dem Selbstvertrauen. Vertrauen in sich und seine Fähigkeiten. Einem depressiven Menschen ist das abhandengekommen. Ohne Selbstvertrauen ist ein ernsthaft erfülltes Leben kaum vorstellbar. Selbstvertrauen ist die Basis für ein gesundes Selbstbewusstsein (= sich selbst bewusst sein). Selbstvertrauen ist nicht einfach von Geburt an da, sondern es muss erworben und erlernt werden. Lob, Anerkennung und vor allem das Ermutigen des Kindes von den Eltern: zu Neuem, sowie die Neugierde und Motivation wecken – das muss das Kind erfahren haben. Wenn Eltern einem Kind dagegen nichts zutrauen, es unangebracht häufig kritisieren – dann erreichen sie das Gegenteil. Wenn dann noch Mobbing oder Ähnliches hinzukommt, schwindet womöglich das kleine bisher erworbene Selbstvertrauen und weicht dem Selbstzweifel. Dieser kann uns auffressen, uns traurig stimmen und schnell rutscht man dann in die Depression. Wer ein gutes Selbstvertrauen hat, kann besser mit Kritik umgehen, da er sie jeweils nur auf die eine Sache bezieht und nicht auf sich selbst, nicht auf sein Ganzes. Damit kann man gelassener reagieren und sich gegebenenfalls auch eher zur Wehr setzen. Selbst soziale Kontakte kann man als selbstbewusster Mensch deutlich einfacher knüpfen, da man keine Über-Angst hat abgewiesen zu werden. Das alles zeigt auf, wie wichtig ein gesundes Selbstvertrauen ist und macht deutlich, dass es eine Voraussetzung für das körperliche UND seelische Gleichgewicht ist und somit für die Ganzheit unseres Seins. (Körper, Seele, Geist).

Menschen mit einem gesunden Selbstvertrauen brauchen keine gesonderte Aufmerksamkeit, da sie sich ihrer Qualitäten BEWUSST sind. Das beinhaltet, dass sie kein übertriebenes Bedürfnis haben, von allen gemocht und anerkannt zu erden. Da sie mit Ablehnung umgehen können und diese wie oben beschrieben nur auf die Sache beziehen und es nicht „persönlich" nehmen, wird ihr Selbstvertrauen durch Kritik oder Ablehnung nicht verletzt. Falls es kurz ins Wanken gerät, haben diese Menschen die Werkzeuge, sich selbst wieder ins Gleichgewicht zu bringen und sich ihr „Positives" aufzusagen. Deshalb machen sie ihre eigene Zufriedenheit auch nicht von anderen abhängig – sie fühlen sich für sich und ihr Leben SELBST verantwortlich. Sie vertrauen darauf, das Richtige zu tun, die richtigen Entscheidungen zu treffen und sollte dies fehlschlagen, vertrauen sie darauf, dass es beim nächsten Anlauf klappen wird. Sie haben dadurch auch weniger erhöhte Erwartungen, weder an sich noch an andere und sind somit auch nicht so schnell enttäuscht, sollten ihre Erwartungen nicht erfüllt werden. Es gibt immer mehrere Möglichkeiten und ein Ende könnte auch ein neuer Anfang sein – darauf vertrauen sie ebenfalls.

Was sind Anzeichen eines geringen Selbstvertrauens?

- Sich nichts oder nur wenig zutrauen
- Wenn man eher ängstlich und vor allem unsicher ist
- Sich schnell abgelehnt fühlen
- Sich zu schnell angegriffen und verletzt fühlen
- Schuld bei sich suchen
- Angst vor Herausforderungen
- Schnell aggressiv reagieren
- Schnell gereizt sein
- Eifersucht
- Von sich selbst zu viel Perfektion erwarten
- Sich selbst für Kleinigkeiten (Fehler) verurteilen
- Keine Wünsche äußern
- Angst vor Unbekanntem, neuen
- Angst vor Entscheidungen
- Vermeidung von Kontakten, Gesprächen
- Nach außen gut dastehen wollen (und sich damit evtl. finanziell verausgaben, aber auch auf anderen Ebenen überfordern)
- Sexuelle Probleme

Wie aber kann man Selbstvertrauen aufbauen?

Das ist natürlich nicht einfach und auch nicht nur durch das Lesen von Tipps machbar. Ein nicht vorhandenes oder mutwillig zerstörtes Selbstvertrauen kann auf eine Störung in der Kindheit hinweisen – so etwas ist nur professionell zu „reparieren". Aber man kann sich (vor allem auch in leichten Fällen eines weniger guten Selbstvertrauens) immer auf ein paar Dinge konzentrieren, die das Selbstvertrauen stärken.

Das Wichtigste ist, sich so anzunehmen, wie man ist. Auch das ist nicht immer einfach, aber weder Schuldzuweisungen noch Selbstverachtung helfen hier. Sie ebnen nicht den Weg zur Selbstachtung und zum Selbstvertrauen. Es ist immer wichtig, all das wertfrei zu sehen. „Es ist, wie es ist und nun arbeite ich daran!" Seine Schwächen und Fehler zu erkennen, sie anzunehmen und nicht zu verurteilen, ist der nächste Schritt. Der wiederum bedingt, dass man seine eigenen Fähigkeiten und Stärken bewusster wahrnimmt und sie dementsprechend auch bewusster einsetzt. Daraus ergibt sich automatisch, dass man lernt mit Misserfolgen adäquater umzugehen. Ein Optimist denkt immer, dass er - egal was auf ihn zukommt – dies schafft! Egal wie – er will es schaffen. Misserfolge wird er immer hinnehmen müssen, aber als Lehre und somit als gemachte Erfahrung verbuchen. Sich seinen eigenen Ängsten zu STELLEN, ist enorm maßgeblich. Denn wer seinen Ängsten nachgibt, wird nie die CHANCE haben Neues zu erleben und auszuprobieren – er wird sich nicht vorwärts bewegen, sondern stehen bleiben. Den eigenen Ängsten entgegen zu blicken und ihnen die Stirn zu bieten heißt, sie langsam und allmählich zu überwinden. Das Besondere an all dem ist, dass man gute Erfahrungen machen und auf ihnen aufbauen kann. Die Erlebnisse, die man dabei hat zeigen, dass man etwas schaffen KANN. Dies motiviert für neue Aufgaben und so stärkt man peu á peu sein Selbstvertrauen, sein Vertrauen in sich und seine Fähigkeiten. Wir erfahren, DASS wir Fähigkeiten HABEN und dass wir uns auf diese verlassen können. Denn wenn wir glauben (oder eingeredet bekamen), dass wir zu dumm für eine Sache sind, wird sie uns eher nicht gelingen. Ungeachtet unserer tatsächlichen Fähigkeiten, für die es vielleicht ein „Klacks" gewesen wäre, dieses Problem zu meistern. Das heißt, nur unsere EINSTELLUNG zu unseren eigenen Fähigkeiten entscheidet darüber, was wir uns zutrauen und was wir erreichen. Ein Optimist hat auch Ängste und auch er zweifelt manchmal an sich und seinen Fähigkeiten, aber sein fester Glaube, dass er etwas schaffen kann, sein Vertrauen dazu – das verschafft ihm ungeahnte Möglichkeiten. Kleine Kinder, die eine kleine Pfütze stolz übersprungen haben, trauen sich beim nächsten Spaziergang (sollten sie über ein normales Selbstvertrauen verfügen) garantiert an eine größere Pfütze heran und versuchen diese zu überspringen. Sie überlegen nicht lange – sie vertrauen und bauen auf ihr eigenes Selbstvertrauen es zu schaffen. Schaffen sie es nicht, werden sie es trotzdem immer wieder probieren, weil sie wissen und erlebt haben, dass Fleiß und Üben Sinn macht. Dieses kindliche Selbstvertrauen müssen wir uns zurück erobern.

Beobachten Sie also sich selbst und Ihre Verhaltensweisen. Und trainieren Sie: Üben und üben Sie, sich selbst zu vertrauen. Unterbrechen Sie Ihr negatives Gedanken-Karussell und Ihr negatives Denkmuster (sollten Sie sich dabei ertappen) mit dem Stopp-Wort „Stopp"/ „Halt"/ „Nein". Und überlegen Sie neu. Starten Sie quasi neu. Geben Sie sich SELBST eine neue Chance. Frei nach dem Motto: „Neue Chance, neues Glück!" und loben Sie sich bewusst, damit es auch tief in Ihnen ankommt. Verlassen Sie Ihre alten Pfade, gehen Sie neue Wege und verlassen Sie damit Ihre alten Strukturen, durchbrechen Sie die Mauern dazu. Fallen Sie nicht in alte Gewohnheiten und Denkmuster zurück und passen Sie auf, dass Sie sich nicht in genau die Situationen begeben, von denen Sie schon im Vorneherein wissen, dass sie schief gehen werden. Das ist eine alt bekannte Methode der Pessimisten. ☺

Dann machen Sie sich Ihrer Stärken bewusst. Sie können sie sich auf aufschreiben und immer wieder anschauen. Suchen Sie nach positiven Seiten an sich, fragen Sie Freunde und suchen Sie das Gespräch. Schreiben Sie einmal einen Liebesbrief an sich selbst – schwierig? Ja, mit Sicherheit ist dies schwierig, aber Sie werden staunen, was Sie vielleicht an sich mögen. Vielleicht bemerken Sie dabei auch, dass Sie Stärken haben, die beispielsweise auch ein bestimmtes Vorbild hat, das Sie vor Ihren Augen haben.

Sie sind es WERT, sich selbst liebevoll zu behandeln und achtsam mit sich umzugehen.

Sie haben wie jeder andere auch Stärken und Schwächen und wie jeder andere auch sind Sie trotzdem liebenswert. Sie haben genauso viel zu bieten, wie andere auch – vielleicht auf anderen Gebieten… Es ist sehr wichtig, sich selbst anzunehmen, auch wenn man nicht perfekt ist. Das hat auch nichts mit „Eigenlob" zu tun, sondern mit Wertschätzung sich selbst gegenüber. Nur wenn man seine Stärken kennt, kann man wirkliche Zufriedenheit erlangen, da man diese ausbauen und einsetzen kann. Sie dürfen sich auch gerne für Ihre Fortschritte belohnen. Setzen sie sich kleine Ziel-Etappen, die Sie auch wirklich bewältigen können. Wenn Sie Angst vor großen Menschenmengen haben, muss man als erste Etappe ja weder gleich auf den Weihnachtsmarkt gehen, noch den Jahrmarkt oder ein Festival besuchen. Kleine Ziele, die erreichbar scheinen – das sind die ersten Etappen. Haben Sie Geduld mit sich, bleiben Sie möglichst gelassen, auch bei Rückschlägen. Es ist noch kein Meister vom Himmel gefallen ☺ In dem Moment, in dem Sie spüren und wahrnehmen, dass es Ihnen an Selbstvertrauen mangelt, haben Sie bereits den ersten so wichtigen Schritt getan!!! ☺

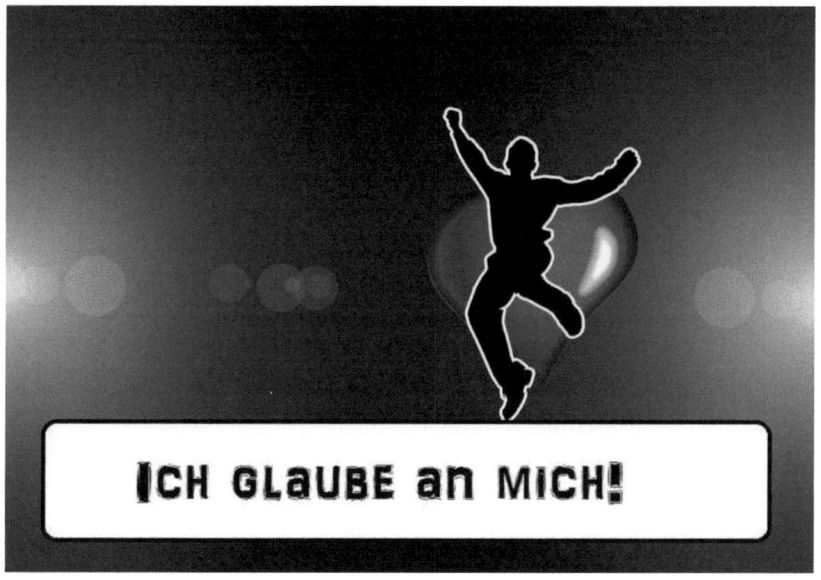

SELBST-ACHTUNG und Selbstwertgefühl

Selbstachtung ist eng verknüpft mit dem Selbstwert (auch: Selbstwertgefühl, Selbstwertschätzung, Selbstachtung, Selbstvertrauen, oder unpräziser: Selbstbewusstsein, Eigenwert, umgangssprachlich auch Ego). Die Psychologie versteht darunter die Bewertung, die man von sich selbst hat. Das kann sich auf die Persönlichkeit und die Fähigkeiten des Individuums, die Erinnerungen an die Vergangenheit und das Ich-Empfinden oder auf das Selbstempfinden beziehen. Äußere Faktoren können das Selbstvertrauen prägen, wenn bei bestimmten Anforderungen hinreichend objektive Gründe gegeben sind, wie zum Beispiel Methodenkompetenz, ausreichende Kenntnisse oder Erfahrungen, wiederholte Tätigkeiten in ähnlichen Situationen oder Ähnliches. Ein hohes Selbstvertrauen gegenüber Anforderungen zeigt sich, wenn vorausschauend eingeschätzt wird, dass diese Situation gut gemeistert werden kann. Ein zu hohes Selbstwertgefühl muss jedoch keineswegs günstig sein und kann sich zu Überheblichkeit entwickeln, was bei anderen Antipathie hervorruft. (Quelle: Wikipedia.de)

Sechs Säulen des Selbstwertgefühls:

Neben den im Laufe der Entwicklung wichtigen Faktoren zu einem gesunden Selbstwertgefühl, nennt der Psychologe Nathaniel Branden die folgenden Bedingungen, die „die sechs Säulen des Selbstwertgefühls" bilden:

1. Bewusstes Leben
2. Selbstannahme
3. Eigenverantwortliches Leben
4. Selbstsicheres Behaupten der eigenen Person
5. Zielgerichtetes Leben
6. Persönliche Integrität

Authentische Selbstsicherheit und Selbstwertgefühl sind nach der Meinung Brandens in einem positiven Ansatz weitgehend abgekoppelt von der Rückmeldung eines Gegenübers. (Wikipedia.de)

Wenn die ACHTUNG vor sich SELBST da ist, schätzt man die eigene Person wohlwollend. Wenn wir andere Personen achten, dann schätzen wir sie auch, dann sind wir ihnen gegenüber respektvoll und höflich. **Genau das sollten wir auch uns selbst gegenüber gelten lassen.** Ähnlich wie beim Selbstvertrauen würde eine mangelnde Selbstachtung beinhalten, dass wir uns selbst ablehnen, uns ungesund hinterfragen und immer befürchten, andere könnten schlecht über uns denken. Das verursacht Stress und Angst und kann sich in körperlichen Symptomen äußern – beispielsweise in Depressionen und Fatigue.

Die „Zauberformel" um an mehr Selbstachtung zu gelangen wäre demnach, sich vorzustellen, wie wir anderen Menschen gegenüber in bestimmten (Problem)-Situationen reagieren würden. Würden wir sie beschimpfen, oder würden wir sie eher trösten und versuchen ihnen zu helfen? Mit Sicherheit würden Sie die letzten beiden Dinge tun und dies gilt es sich zu verdeutlichen. Sie mögen Ihren Partner auch mit all seinen Schwächen, Fehlern oder Macken. Und er Sie ebenfalls. Deshalb dürfen auch SIE sich SELBST mit all diesen Schwächen mögen....Dazu gehört natürlich auch, dass Sie die Erwartungen an sich auf ein normales Maß herunterschrauben und Ihnen bewusst ist, dass Sie nicht perfekt sein müssen. Lernen Sie, sich anzunehmen, mit all den kleinen Schwächen und zollen Sie sich selbst gegenüber Respekt, gehen Sie höflich mit sich um und so tolerant, wie Sie auch mit einem Freund umgehen würden ☺

> Wenn wir uns ausruhen und auch evtl. einmal einen ganzen Tag liegen müssen, ist es wichtig, uns immer wieder zu sagen, dass wir nicht etwa einen "Tag vergeuden", sondern dass es eine dringende **Notwendigkeit** für uns ist + dass wir dies **BRAUCHEN**, um wieder aufstehen zu **können!!!**
> ©...MULTIPLE-ARTS.com
>
> **FATIGUE**

KRÄNKUNG

Mit dem Begriff Kränkung wird die Verletzung eines anderen Menschen in seiner Ehre, seinen Gefühlen, insbesondere seiner Selbstachtung bezeichnet. Sigmund Freud sah die „Narzisstische Kränkung" als Selbstwertkränkung infolge einer Zurückweisung.

Was kränkt macht krank.
Das klingt so einfach und doch möchten wir dies weder erleben, noch ausbaden müssen. Kränkungen und Demütigungen begegnen uns auf vielfältige Art und Weise. Wer chronisch krank ist, hat allein durch die Krankheit schon eine Kränkung erfahren. Ich bezeichne meine Fatigue immer als Demütigung, weil sie mich zerstört und nur noch ein Häufchen Elend in ihrer Verwüstung zurücklässt. Mein ICH ist in diesen Momenten gebrochen, es ist jämmerlich, fühlt sich erniedrigt und ich brauche dann wieder Kraft, um das ganze Zerstörte nach einem heftigen Fatigue-Anfall wieder aufzubauen.

Eine Demütigung ist die den Selbstwert, die Würde und den Stolz angreifende beschämende und verächtliche Behandlung eines Anderen, oft auch im Beisein oder vor den Augen anderer Personen. Demütigung kann Ausdruck einer gezielten Aggression oder Provokation sein. Auch ein Misserfolg, der als Scheitern oder Niederlage bewertet wird, wird oft als Demütigung aufgefasst. (Wikipedia.de).

Kein Wunder also, wenn uns eine Erkrankung als Demütigung erscheint. Wir dürfen uns nur nicht in sie hineinfallen lassen, müssen versuchen, erhaben zu bleiben und sie nicht auf unsere komplette Person zu beziehen - denn wir sind mehr als die Krankheit. Für Depressive ist diese Trennung aber schier unmöglich. Sie erfahren mit ihrer Depression quasi eine Demütigung, die noch durch Unverständnis im Umfeld verstärkt wird. Ablehnung, unsachgemäße Ratschläge, wie: „Reiße Dich mal zusammen", Bewertung und Vieles mehr kann zusätzlich noch von außen auf sie zustürmen. Ein schwer Depressiver ist dem machtlos ausgeliefert und fühlt sich nur noch trauriger, noch unverstandener und somit noch gedemütigter.

Interessant ist aber der Aspekt, dass wir eine Aussage unseres Gegenübers als kränkend empfinden und uns somit leider selbst die Kränkung zufügen, da wir seine Worte als verletzend und kränkend WERTEN. Unsere Verletzbarkeit hängt in einem sehr hohen Maße von unserem Selbstwertgefühl ab. Darüber habe ich in den vorangegangenen Seiten schon berichtet. Ein Mensch mit geringem Selbstwertgefühl und einer geringen Selbstachtung wird eine unbedachte Äußerung schneller als Angriff oder Beleidigung verstehen.

> Manchmal muss man in seinem Leben
> **klare Grenzen** ziehen.
> Man braucht nicht alles hinzunehmen, denn schnell
> wird Gutmütigkeit mit Schwäche verwechselt
> und man wird ausgenutzt.
>
> Diese Grenzen zu ziehen - das ist notwendig!
> Nicht, um dem Anderen weh zu tun,
> sondern um sich selbst vor Verletzungen zu schützen
> und vor allem,
> **um sich selbst mit Achtsamkeit zu begegnen.**
>
> by MULTIPLE-ARTS.com

AKZEPTANZ

Akzeptanz ist ein Wort, das ebenfalls Gefühle auslöst. Der eine meint, wenn man etwas akzeptiere, würde man „nachgeben", der andere versteht es als ein ab- und zugeben.

Akzeptanz (von lat. „accipere" für gutheißen, annehmen, billigen) ist eine Substantivierung des Verbes akzeptieren, welches verstanden wird als annehmen, anerkennen, einwilligen, hinnehmen, billigen, mit jemandem oder etwas einverstanden sein. Dementsprechend kann Akzeptanz definiert werden als Bereitschaft, etwas oder jemanden zu akzeptieren (Drosdowski, 1989). (Wikipedia.de)

Ich widme mich hier deshalb der Akzeptanz, da sie eine Grundvoraussetzung für ein positives Leben ist – nämlich, dass wir fähig sind, Einiges hinnehmen – zu akzeptieren. Etwas zu akzeptieren ist noch einmal ein Schritt weiter, als etwas zu tolerieren, was eher die „Duldung" bedeutet. Akzeptanz drückt ein zustimmendes Werturteil aus und bildet demnach den Gegensatz zur Ablehnung (Aversion).

Das Besondere an der Akzeptanz ist, dass sie auf Freiwilligkeit beruht. Akzeptanz ist immer auf ein Objekt bezogen, beispielsweise auf ein bestimmtes Verhalten des oder der Anderen, auf eine Person oder eine Gruppe, die eine bestimmte Rolle repräsentiert oder Funktion ausübt, Angebote wie Offerten oder Vorschläge von Dritten, Zielsetzung und Wertmaßstäbe, die zunächst fremd sind. Im Detail kann sich Akzeptanz also auf Personen oder deren Verhaltensweisen, auf ihre Emotionen, sowie auf Äußerungen und Vorschläge beziehen.

Ebenso kann sich Akzeptanz auf eine Sache wie unsere Erkrankung beziehen und schon sind wir inmitten des Themas. Nur wer seine Erkrankung und die damit verbundenen Umstände „akzeptieren" kann wird ein trotzdem erfülltes Leben haben können. Solange man seine Krankheit nur verdrängt, nicht wahr haben will oder gar leugnet, würde der Blick nach vorne verschleiert. Akzeptanz drückt sich auch durch das Verhalten und Handeln, mit dem man eine bestimmte Haltung ausdrückt, aus.

Zwar wird in dieser Definition die Akzeptanz als positive Einstellung beschrieben, allerdings bleibt sie dies nur, wenn dann eine positive Handlung erfolgt. Das heißt, aus psychologischer Sicht müsste eine Gleichsetzung mit dem entsprechenden Verhalten stattfinden. Somit kann Akzeptanz durch VERSTEHEN erreicht werden (also die Erkenntnis, dass etwas so sein kann). Wenn man das Unvermeidbare akzeptieren kann/lernt – zum Beispiel das Akzeptieren der eigenen Krankheit oder die des Partners, der zeitlichen Begrenztheit der eigenen Existenz, des begrenzten Einflusses auf das Verhalten anderer Personen, sowie des Auftretens aversiver emotionaler Reaktionen – dann hat man einen sehr großen Schritt in Richtung Zukunft getan: mit Hoffen, Zuversicht und Vertrauen. In vielen psychotherapeutischen Behandlungen ist genau dies das Therapieziel: akzeptieren und dadurch Zuversicht gewinnen.

So wird deutlich, wie eng ein Nicht-Akzeptieren mit einer Depression verknüpft sein kann, oder eine Depression auslösen kann. Akzeptanz wiederum kann zur Heilung beitragen – mit oder ohne Depression wäre das ein sehr wichtiges Ziel.

Dies bedeutet: wenn wir die Dinge so hinnehmen, wie sie sind, ersparen wir uns Aufregung, Ärger und negative Gefühle ebenso, wie Hilflosigkeit und Verzweiflung.

„Glücklich ist, wer vergisst, was einfach nicht zu ändern ist!".

Diesen Satz schrieb mir mein Papa vor über 40 Jahren in mein Poesie-Album und wie wertvoll ist er heutzutage für mich! Nur so können wir wieder tief in uns ankommen und unsere Aufmerksamkeit den positiven Dingen widmen – weg von dem Negativen. Wir können unsere Energie wieder bündeln, loslassen und den Augenblick annehmen und somit auch eher genießen. Annehmen heißt ja auch immer, dass wir uns selbst annehmen – auch mit Beeinträchtigungen – seien sie körperlicher oder seelischer Natur.

Ein nicht gesundes Akzeptieren gibt es natürlich ebenfalls – dies beinhaltet das Hinnehmen, das Nachmachen und all dies ohne eigenen Willen, ohne ein sinnvolles Nachdenken und nicht aus sich selbst heraus. Aber dieses Akzeptieren ist in der oben erwähnten Definition natürlich nicht gemeint. Wie immer ist es die gesunde Gratwanderung, die den Weg in ein positives und erfülltes Leben ebnet.

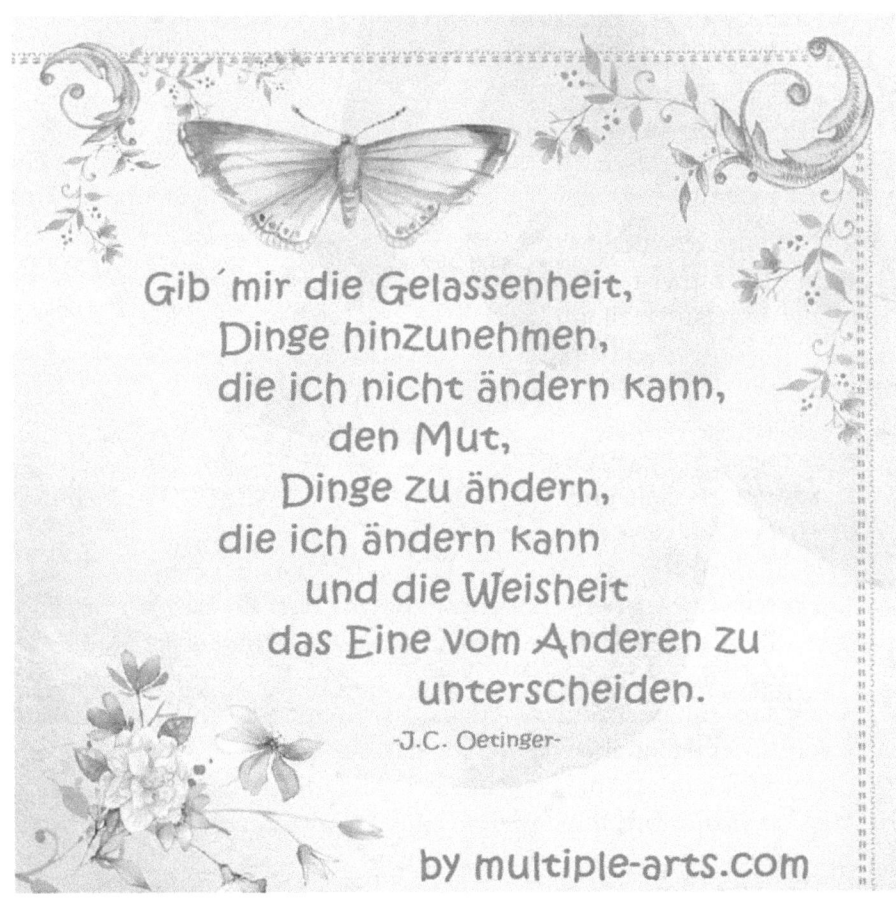

Gib´ mir die Gelassenheit,
Dinge hinzunehmen,
die ich nicht ändern kann,
den Mut,
Dinge zu ändern,
die ich ändern kann
und die Weisheit
das Eine vom Anderen zu
unterscheiden.

-J.C. Oetinger-

by multiple-arts.com

Bedürfnisse

Ein Bedürfnis kann man als „Verlangen" bezeichnen. Jeder Mensch hat Bedürfnisse, die den Grundbedürfnissen unterliegen. (Essen/ Trinken, Liebe, Schlaf und Einiges mehr). Sogenannte „Individualbedürfnisse" können von einem erwachsenen Menschen alleine befriedigt werden (beispielsweise das Bedürfnis nach Essen), die „Kollektivbedürfnisse" wiederum können nur von einer Gemeinschaft (Familie, Gruppen) befriedigt werden (beispielsweise das Bedürfnis nach Sicherheit). Ein wesentliches Bedürfnis ist außer Freiheit für alle Menschen noch die Gesundheit. Aus diesem Grund weise ich hier auch auf dieses Thema hin. Es geht mir nicht um die Bedürfnisse nach Luxus oder einer tollen Reise. Sondern hier geht es schlicht und ergreifend um das Bedürfnis nach Gesundheit und Heilung. Gesundheit ist wohl den meisten Lesern, oder einem Angehörigen, nicht gegönnt. Die Chance auf Heilung hängt von der Erkrankung ab. Depressionen sind prinzipiell heilbar. MS ist bislang unheilbar und so müssen wir (wie auch einige Krebspatienten) lernen damit zu leben, dass unser Bedürfnis nicht befriedigt wird. Und hier zeigt sich, dass wir keine Wahl haben. Ich kann mich gegen das Bedürfnis nach „goldenen Wasserhähnen" stellen und mich verstandesgemäß dagegen entscheiden, weil ich merke, dass es mir vielleicht doch kein so großes Bedürfnis ist. Mein Bedürfnis nach Heilung allerdings ist momentan aussichtlos. Dieses Wissen verändert logischer Weise auch in und mit meiner Psyche etwas. Denn ich muss lernen, den Tatbestand dieses ungestillten Bedürfnisses zu AKZEPTIEREN.

Wie im vorangegangenen Kapitel beschrieben, ist Akzeptanz nicht immer so einfach, aber sie ist die Grundlage für ein erfülltes Dasein. Wenn man von „echten" und „falschen" Bedürfnissen nicht unterscheiden kann, wird man ebenfalls ein Problem haben.

Vielleicht haben Sie einmal Lust, sich IHRE Bedürfnisse aufzuschreiben. Untergliedern Sie dabei auch eventuell nach materiellen Bedürfnissen und immateriellen Bedürfnissen. (Materielle Bedürfnisse zielen auf stoffliche Gegenstände, wie beispielsweise das Verlangen nach Essen oder einem Smartphone. Immaterielle Bedürfnisse werden dagegen im religiösen, ethischen oder geistigen Bereich befriedigt, wie zum Beispiel das Verlangen nach gesellschaftlichem Zusammensein, aber auch nach Prestige, Macht, Gerechtigkeit, Geborgenheit oder auch nach einem Kinobesuch.). Sie können die Liste einfach ungegliedert herunter schreiben und später gliedern, oder sie sich gleich aufteilen – das obliegt Ihnen. Aber durch das Notieren werden Sie sich IHRER Bedürfnisse bewusst und können sie analysieren.

Es gibt
Dinge - die man nicht versteht.
Momente - in denen einem alles egal ist.
Worte - die einen verletzen.
Träume - die man nicht vergessen kann.
Lieder - die man nicht hören will.
Orte - wo man sich an alles erinnert.
Menschen - die man sehr vermisst.

Erinnerungen - die einem das Herz brechen.
Gefühle - die man nicht steuern kann.
Tränen - die unweigerlich kommen.
Augenblicke - die einem nicht aus dem Kopf gehen.
Einiges - das man hätte besser machen können.
Tage - an denen man nicht mehr weiter weiß.
Stunden - in denen man sich allein gelassen fühlt.
Minuten - wo man begreift, was einem wirklich fehlt.
Sekunden - in denen man verzweifelt ist.

Es gibt Momente im Leben eines jeden Menschen,
da hört die Erde für einen Moment auf,
sich zu drehen ...

Und wenn sie sich dann wieder dreht,
wird nichts mehr sein wie vorher.

Man sagt, die Zeit heilt alle Wunden, das ist falsch.

Man lernt nur damit zu leben!

-unbekannt-

by multiple-arts.com

Viele Bedürfnisse schlummern im Verborgenen und können zu offenen Bedürfnissen werden, wenn sie geweckt werden. Dies geschieht sehr häufig durch Werbung (Bedürfniserweckung). Wenn Sie Ihre Bedürfnisse erkennen und wahrnehmen, können Sie besser mit der Befriedigung oder Nicht-Befriedigung dieser umgehen (lernen).

Da sich unsere Bedürfnisse auch in Gefühlen äußern, liegt nahe, dass es wichtig für unser Dasein ist, wie wir mit diesen Gefühlen umgehen können (oder auch nicht). Eine Auswirkung des Nicht-Umgehen-Könnens, wäre beispielswiese eventuell eine Depression. Wir empfinden Hunger und Angst, wenn wir nichts zu essen haben, wir empfinden Einsamkeitsgefühle, wenn wir uns von jemandem trennen mussten und wir sind voller Sorge, wenn wir (oder ein Angehöriger) ernsthaft krank sind.

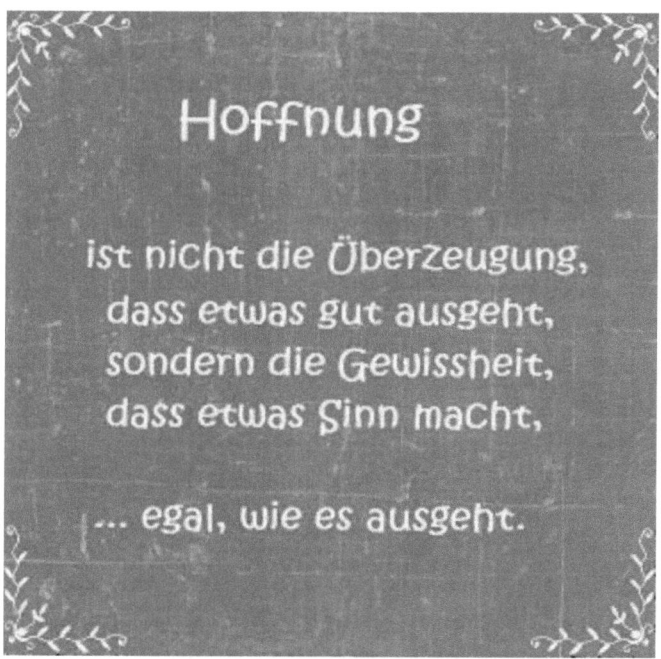

Probleme sind auch Chancen

Ein Problem ist griech. *Próblema*, das Vorgeworfene, das Vorgelegte, „das, was zur Lösung vorgelegt wurde".

Wenn wir allgemein von einem Problem reden, meinen wir damit, dass etwas nicht so ist oder sich nicht so verhält, wie wir uns das wünschen. Demzufolge wird es dann ein Problem, wenn wir keine Lösung finden und nicht wissen, was wir tun oder wie wir uns verhalten sollen.

Dabei ist ein Problem erst einmal nichts Negatives. Es ist eigentlich nur ein **Hindernis**, das überwunden oder umgangen werden muss, um von einer unbefriedigenden Ausgangssituation in eine befriedigendere Zielsituation zu gelangen. Aber selbst wenn dessen Lösung nur mit Schwierigkeiten verbunden ist, kommt es auf die innere Einstellung dazu an. Interessanter Weise sind manche Probleme in ihrer Wesensart so eng verwandt, dass man mit einem Problem gleichzeitig ein anderes Problem lösen kann.

Wenn man sich bewusst macht, dass ein „Problem" wirklich erst einmal nur eine **Herausforderung** darstellt und mehr nicht, dann scheint dieses Wort gar nicht mehr so negativ zu klingen. Eine Herausforderung, eine neue Aufgabe, etwas Neues – das alles könnte ein Problem sein und werden, ODER aber eine CHANCE. Optimistische Menschen sehen somit auch eher in allem eine Herausforderung, die es zu meistern gilt und die sie weiter bringt. Sie sehen es sozusagen als Sprungbrett und selbst kleine Rückschläge werden gelassen aufgefangen. Wenn man aber ängstlich und eher negativ eingestellt ist, kann man hinter jeder Ecke ein PROBLEM wittern und sich negativ darauf „einschießen" – man kann seine Gelassenheit der Angst und der PANIK opfern. Dass sich dies negativ auf unsere Psyche auswirken kann, wurde hier ja schon beschrieben.

Optimistische lebensbejahende Menschen nehmen ihre Probleme, die definitiv nicht seltener sind als die der anderen Menschen, als gegeben hin, stellen sich ihnen ohne große Aufregung und schauen nach vorne. Pessimisten werden ihre Probleme erst recht noch größer machen, indem sie sie dramatisieren und thematisieren. So glauben sie selbst auch, dass sie mehr Probleme als andere Menschen haben.

Im Umgang mit einer chronischen Erkrankung ist das ähnlich. Wir können getrost der schweren Krankheit ins Auge blicken, sie wahrnehmen und auch als das einschätzen, das sie eventuell ist: bedrohend und unheilbar. Aber es liegt an uns, ob wir aus der JETZT-Situation ein Drama machen, oder versuchen, uns den neuen Herausforderungen zu stellen und viel Lebensfreude zu erhalten.

Ich möchte damit nicht sagen, dass man nur positiv denken muss und jedes „Problem einfach nur als Chance" sehen solle – das ist meiner Meinung nach polemisch und unangebracht. Ich bin deshalb auch nicht meiner Erkrankung dankbar – das möchte ich klarstellen. Ich wäre lieber ohne diese stark geworden. ☺ Aber wir können von den Optimisten lernen, die mit Gelassenheit die Umstände AKZEPTIEREN.

Sicher ist auch, dass es nicht eine Lösung für alle Probleme gibt und für mache Probleme, wie beispielsweise die MS, gibt es einfach momentan keine Heilungs-Lösung. Aber für jede Herausforderung gibt es sozusagen ein „Werkzeug" – dieses muss man anzuwenden lernen. Dazu gehört als Grundvoraussetzung eine gute innere Stärke, ein guter Selbststand und Resilienz (siehe unten stehenden *Text).

Entschlossenheit und Zielstrebigkeit sind weitere Werkzeuge und das Vertrauen in sich und die Welt, dass es irgendeine Lösung geben wird. Das soll nicht im blinden Vertrauen enden, aber etwas gesundes Vertrauen schadet auf dem Weg zur Heilung nicht. Denn jedes Problem birgt auch einen Schlüssel zu seiner Lösung. Des Weiteren haben Herausforderungen noch etwas Positives, denn sie zeigen uns unsere Stärken und Fähigkeiten auf, denen wir ansonsten sicherlich nie begegnet wären und die der Motor für viele weitere Lösungen sein können. Wenn wir allen Problemen aus dem Weg gehen wollten, würden wir uns deshalb auch keinen Gefallen tun. Der Weg, sich den Herausforderungen, die einem im Laufe des Lebens begegnen zu stellen, ist ein holpriger Weg, aber er kann auch eine Chance auf Neues, auf neue Erkenntnis, neue Freunde und Beziehungen und auf neue Lebensqualität sein.

*Resilienz

Dieses Wort war mir eher aus der Zeit meiner sozialpädagogischen Ausbildung ein Begriff. Aber dieses Wort *Resilienz* beinhaltet so viel, hat so viel mit jeder chronischen schweren Krankheit zu tun, dass ich es wert fand, mal genauer hinzuschauen. (Wikipedia: v. lat. *resilire* ‚zurückspringen‘ ‚abprallen‘, deutsch etwa *Widerstandsfähigkeit,* ist die Fähigkeit, Krisen durch Rückgriff auf persönliche und sozial vermittelte Ressourcen zu meistern und als Anlass für Entwicklungen zu nutzen).

Und genau das tun wir doch mit der Bewältigung einer schweren Krankheit: Krisen meistern. Ich halte es für enorm wichtig, dass wir uns immer und immer wieder sagen, dass wir stark sind. Ich glaube, wir vergessen das so leicht, weil wir mittendrin stecken im Dilemma, dem Krankheits-Prozess und - glücklicher Weise - manchmal gar nicht mehr die Dramatik wahrnehmen.

Mir wird das oft auch dann bewusst, wenn mir beispielsweise eine liebe Freundin sagt, dass sie bewundere, wie stark ich sei. Ich empfinde das schon gar nicht mehr so. Erstens bin ich so erzogen worden, dass man solche „Gegebenheiten" hinnehmen muss und zweitens bin ich schon so an all die Beeinträchtigungen in meinem Leben gewohnt (auch zum Glück!!!), dass sie mir im Alltag auch schon als *normal* erscheinen. Beim genauen Betrachten stelle ich natürlich fest, wie schwerwiegend manche MS-bedingte Veränderungen meinen Alltag bestimmen. Und oft genug bringe ich ja auch zum Ausdruck, dass mir das weh tut und mich sehr traurig macht.

Aber über all die Trauer und Verzweiflung dürfen wir nicht vergessen, dass wir stark sind: wir sind so stark, dass wir die Erkrankung tragen. Sicherlich nicht gerne, aber wir tragen sie und gestalten unser Leben entsprechend. Das heißt, wir *sind* fähig, diese andauernde Krise in unserem Leben zu meistern. Mal besser, mal schlechter ...

Und je mehr wir reflektieren, umso eher nutzen wir auch die daraus wachsende Chance auf Entwicklung; nämlich noch besser „copen"! Wenn wir es schaffen, nicht an der MS zu zerbrechen, sind wir resilient. Gut, oder?! ☺

Trotz „erschwerter Umstände" sind wir in der Lage, unser Leben in den Griff zu bekommen: das ist Resilienz. Und die Wissenschaft hat festgestellt, dass es nicht nur unter schweren Bedingungen von Vorteil ist, Resilienz zu besitzen, sondern dass es auch im normalen Alltag an Bedeutung gewinnt, da man dann immer häufiger in angemessener Weise mit besonderen Situationen umgehen und so seine psychische Gesundheit stabiler erhalten kann.

Außerdem erlangen wir durch das Verinnerlichen einer guten Resilienz auch eine widerstandsfähigere Selbstbestimmtheit, die gerade chronisch Kranken schnell einmal abhandenkommt, da wir ja ganz oft das Gefühl haben, auf Andere angewiesen, oder gar abhängig zu sein.

Wenn also mit Resilienz die Stärke eines Menschen beschrieben wird, der es schafft, zum Beispiel eine schwere Krankheit und Behinderung zu durchstehen, dann sind wir (wenn wir nicht von Anfang an aufgegeben haben), mittendrin im Prozess der Resilienz und können stolz darauf sein.

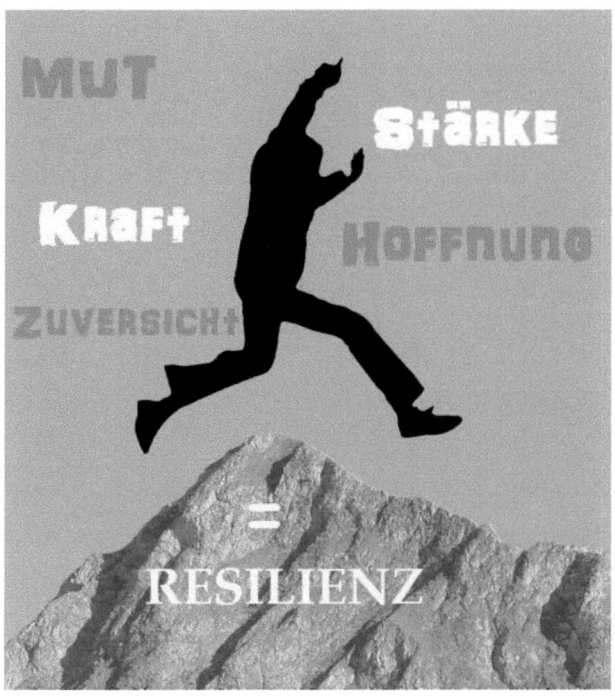

Wir lernen ja auch im Laufe unseres Krankheitsverlaufes immer mehr unseren Möglichkeiten zu vertrauen, oder zumindest, sie zu nutzen. Wir lernen unsere Fähigkeiten immer wieder aufs Neue kennen und lernen vor allem, sie effektiv auszuloten und anzupassen. Die Zeiten, nur auf „Glück und Zufall" hoffen, sind vorbei - sondern wir müssen uns ein realistisches Bild vom IST-Zustand machen.

Durch diese resiliente Prüfung werden wir belastbarer, weil wir uns kein „X für ein U" vormachen und im Endeffekt stärkt dies unser Selbstvertrauen.

Allerdings sind wohl auch hierbei die äußerlichen Faktoren, wie ein gut funktionierendes soziales Umfeld, sicher sehr von Vorteil.

Ohne ernstgemeinte Zuneigung, Hilfe, Anerkennung und lieben Mut-Zuspruch von Angehörigen ist es sicherlich um ein Vielfaches schwerer, eine gute Resilienz zu entwickeln und zu erlangen.

Ich finde, dass es sich lohnt, über diesen Begriff *Resilienz* in Ruhe nachzudenken und ihn anzunehmen. Ich merke im Laufe meiner vielen MS-Krankheitsjahre immer mehr, dass es besonders wichtig ist, sich selbst „helfen" zu können, mit sich selbst ins Reine zu kommen. Mir helfen dann solche Begriffe, da ich dadurch Zugang zum selbstkritischen Betrachten bekomme und einmal Bilanz ziehen kann. Und ich finde es schön, immer noch lernfähig zu sein, mein geschundenes MS-Gehirn zu fordern und zu fördern und es nicht ruhen zu lassen. Leben ist Bewegung, im Fluss bleiben; dazu gehört für mich auch immer mal wieder zwischendurch eine Realitätsprüfung ☺ Hallo MS! Hallo Stärke! Hallo Resilienz! Wir kommen!

COPING

Coping bezeichnet im medizinischen Sinne unter Anderem das Bewältigungsverhalten von Menschen mit chronischen Krankheiten und Behinderungen. Es kommt aus dem Englischen und bedeutet schlicht „bewältigen". Dazu müssen wir Bewältigungsstrategien erlernen. Das heißt, dass wir üben müssen, mit unseren negativen Gefühlen in der jeweiligen Situation zurecht zu kommen. Darauf aufbauend müssen wir lernen, die entsprechenden Stress-Situationen nach Möglichkeit zu meiden, sie zu verändern oder uns ihnen anzupassen. Dies ist kein leichtes Unterfangen, aber um Auswirkungen auf unseren Körper und die Seele zu vermeiden, sollten wir in das Erlernen von Coping etwas Energie investieren. Gerade Depressionen sind eine Folge mangelnder Strategien. Sobald Zweifel und negatives Denken auftauchen, ist die Gefahr der Depression in Zusammenhang mit dem mangelnden Selbstvertrauen gegeben. Natürlich lassen sich manche Situationen einfach nicht verändern, da sie vorgegeben oder auch beruflicher (starrer) Natur sind. Dann müssen wir aber versuchen, unsere Einstellung dazu zu verändern. Deshalb appelliere ich auch an dieser Stelle nochmals daran, dass Sie sich psychologische und fachärztliche Hilfe holen, bevor es zu spät ist. Manchmal befindet man sich schon in einer Abwärtsspirale ohne es zu merken....

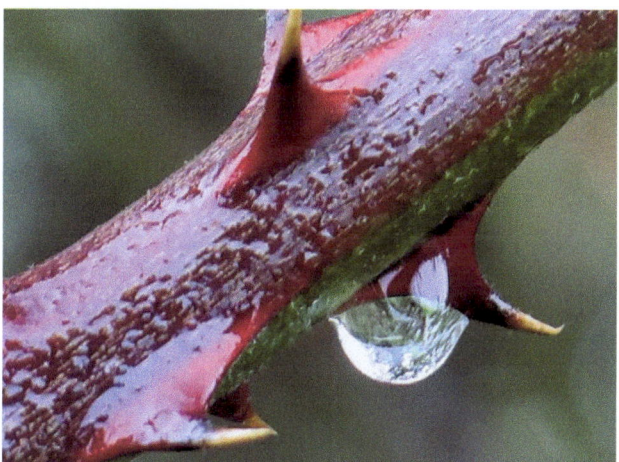

Foto: Norbert Dittmar

Im Anschluss an dieses Kapitel habe ich noch einen dazu passenden Text beigefügt, den ich vor ein paar Jahren schon schrieb:

*Coping

Das neue Schlagwort: Coping.
Coping bezeichnet also unter anderem das Bewältigungsverhalten von Menschen mit chronischen Krankheiten und Behinderungen.
Also passt es schon einmal zu uns.
Aber was bedeutet es für uns????
Es bedeutet rein theoretisch, dass es unseren Umgang mit einer schweren und bedeutsamen Lebenssituation und Lebensphase beschreibt. Coping (aus dem Englischen „to cope with": bewältigen, überwinden) in unsrem Sinne bedeutet dann wohl, unser Leben mit der MS-Situation zu bewältigen. Die MS an sich zu überwinden dürfte ja leider nicht möglich sein, aber das Überwinden der schlechten Tage sicherlich. ☺
Ziel eines jeden fachlich angeleiteten Copings (zum Beispiel in der Psychotherapie) wäre es demnach, uns zu befähigen, zukünftig besser mit auftretenden Schwierigkeiten umgehen zu können und zwar so effektiv und nachhaltig, dass diese wiederum unser Gehirn adaptieren kann und sich dem nächsten auftretenden Problem mit größerer Zufriedenheit und sicher auch mit mehr Gelassenheit stellen kann. Dies würde dann theoretisch zu einer gestärkten Kompetenz führen.
Soweit die Theorie. Uns allen, die wir uns ständig mit unserer Krankheit, den Auswirkungen und den jeweils neuesten medizinischen Erkenntnissen darüber auseinandersetzen, ist das Wort „Coping" schon einmal bewusst geworden. Zumindest können wir in diesem Moment aber sagen, dass wir gerade beim „Copen" sind: mittendrin, denn während ich dies hier schreibe und Sie es lesen, copen wir bereits.
Für mich ist das Schreiben und Mitteilen, sowie das Helfen mein individuelles Coping, für einen anderen ist es das Lesen, das Mitfühlen und das vielleicht daraus resultierende Verständnis, oder gar Klarheit,

die man für sich gewinnen kann. Und im besten Fall sogar weitergeben kann; an Angehörige oder andere Mitbetroffene.

Herrlich, wir copen also gerade gemeinsam ☺

Woran man mal wieder sieht, dass Theorie und Praxis manchmal näher beieinander liegen, als man denkt. ☺

Jeder, der sich mit seiner Krankheit beschäftigt und sie nicht verdrängt, setzt sich mehr oder weniger ja automatisch mit ihr auseinander.

Wir haben so viele Höhen und leider auch Tiefen zu bewältigen, dass jedes Nicht-Verdrängen, sondern ein klares „Hingucken" schon eine Form von Coping ist. Denn in dem Moment, in dem wir hingucken, anstatt wegzuschauen, „bewältigen" wir ja schon. Und aus jeder Bewältigung, seien es Krisen oder Momentaufnahmen, schöpfen wir wieder Kraft und lernen somit aus unseren Reserven zu schöpfen.

Ich empfinde es manchmal nur als sehr schwer, diese Rückschläge auszuhalten. Da hat man sich gerade an eine neue Beeinträchtigung gewöhnt und „coped" erfolgreich mit ihr, da kommt der nächste Schlag. Und wie immer kommt er ungefragt und macht sich nicht beliebt.

Wie viele Copings muss man durchlebt haben, um mal so „eben auf die Schnelle" die neue Situation adäquat zu bewältigen...?

Ich weiß, dass wir Ressourcen (lateinisch: resurgere: hervorquellen) aufbauen. Das ist auch gut so, denn aus ihnen können wir dann auch wieder schöpfen.

Aber manchmal braucht auch dies seine Zeit und es macht mich je nach Verfassung auch aggressiv, wenn ich lese, wie wichtig gutes Coping ist!

Ja, es ist wichtig - das weiß ich auch und deshalb berichte ich ja auch davon. ☺ Und da ich jahrelange Psychotherapie-Erfahrung habe, weiß ich es auch ganz sicher und bin der gleichen Meinung. Aber wenn die MS so heftig zuschlägt, oder selbst ein altbekanntes Symptom, wie zum Beispiel meine Fatigue immer und immer wiederkehrt, ist das Copen manchmal sogar noch anstrengend (dazu).

Eine Ressource ist ein Mittel, „um eine Handlung zu tätigen, oder einen Vorgang ablaufen zu lassen". (Wikipedia)

Und je mehr Ressourcen wir in uns verwurzeln können, umso positiver wird die Verwendung und Handhabung dieser und hat dann auch positive Auswirkungen auf unsere MS und unser soziales Umfeld.

Aber immer auch besteht das Risiko der Überforderung: Überforderung an uns selbst, die zu einem Rückschlag führen kann und die Überforderung an unser Umfeld, die manchmal gar nicht so schnell copen können, wie wir das tun. ☺

Also bleiben wir interessiert, selbstkritisch und versuchen, unsere MS einfach so gut wie möglich in unser Leben und das unserer engsten Angehörigen zu integrieren. Dann haben wir schon mehr als den ersten Schritt zum Coping getan, sind im Zentrum der Mitte und fähig uns weiter zu entwickeln. Stressen wir uns nicht mit gut gemeinten Ratschlägen, wie „Du musst mal Coping lernen"; erklären wir diesen Rat-Schlagenden, dass wir schon mittendrin stecken in diesem immerwährenden Prozess, der uns auch einmal rückwärtsführen darf, weil die Rück-Schläge bei MS einfach unvermeidlich sind. Sind wir nicht zu streng mit uns - wir machen das doch prima. ☺

Wir mobilisieren immerhin täglich oft nicht unerhebliche Kräfte, um unseren Alltag zu meistern. Dieses Pensum würde manch Gesunder nicht schaffen. Und da WIR es schaffen, sind wir ja wieder inmitten des Copings. ☺

Wir nehmen wahr: und zwar unsere MS und das, was sie mit uns macht und indem wir darüber lesen und uns austauschen werden wir zu Coping-Experten. Und wenn wir Meister darin sind, vielleicht auch mit Hilfe von psychologischen Begleitern, dann warten wir einmal ab: es wird die Zeit kommen und dann erschlagen wir Andere mit unseren Coping-Tipps für ihr meist sehr alltägliches Leben. ☺

Außerdem erinnert dies alles uns daran, dass Coping wie das Leben selbst ein langer - wenn auch nicht immer ruhiger - Fluss ist: wer ausgelernt hat, ist nicht fertig, nicht perfekt, nicht weise, sondern auf die eine oder andere Weise - tot.

Hallo MS! Hallo Chancen! „Let`s cope together" ;-)

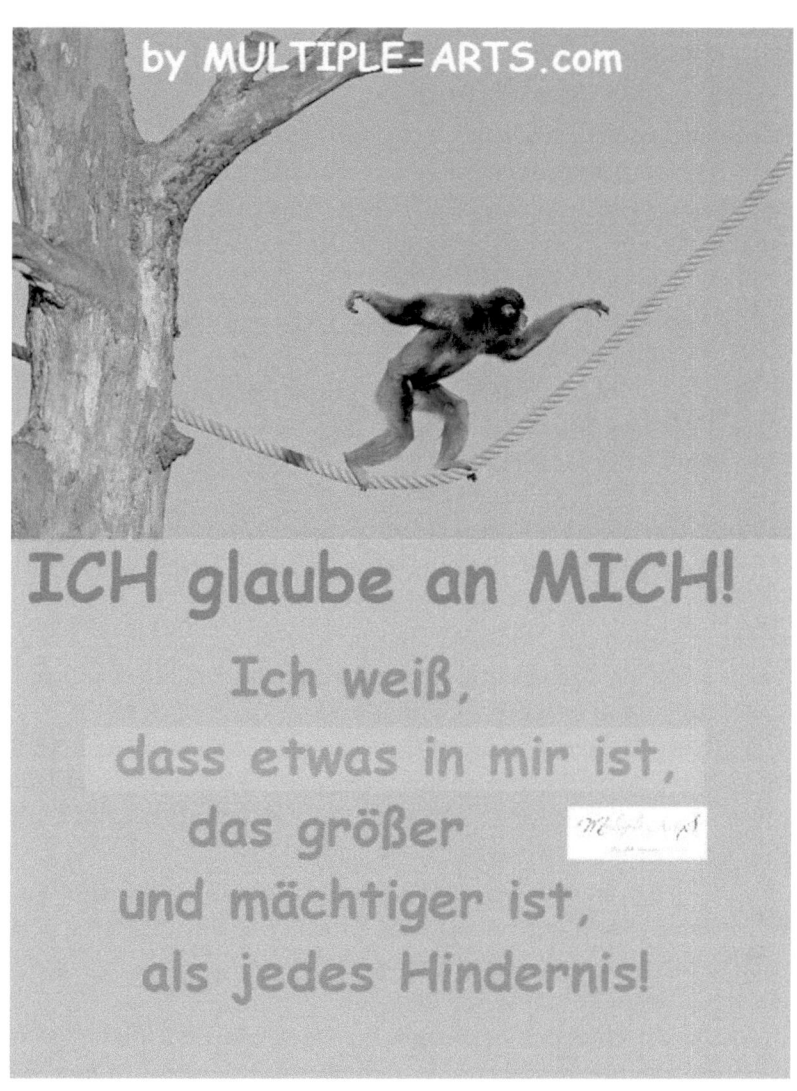

Motivation

Motivation bezeichnet das auf emotionaler und neuronaler Aktivität (Aktivierung) beruhende Streben des Menschen nach Zielen oder wünschenswerten Zielobjekten. Die Gesamtheit der Beweggründe (Motive), die zur Handlungsbereitschaft führen, nennt man Motivation. Die Umsetzung von Motiven in Handlungen nennt man Volition oder Umsetzungskompetenz.

Die Bezeichnung Motivation ist auf das lateinische Verb movere (bewegen, antreiben) zurückzuführen. (Wikipedia.de)

Also bedeutet Motivation eigentlich schlicht und ergreifend, dass wir ein „Bedürfnis" haben, ein von uns erwähltes oder uns gestelltes Ziel anzustreben, aktiv zu werden und dann das Ziel zu erreichen. Somit ist Motivation selbsterklärend das, wofür es sich für UNS lohnt, sich anzustrengen. Im Falle einer chronischen Erkrankung ist unsere Motivation wieder gesund zu werden, oder wie bei MS, zumindest den Zustand erhalten zu können. Dafür tun wir individuell etwas. Wir nehmen entweder Medikamente /oder bewusst nicht; wir praktizieren Physio- oder Ergotherapie, Logopädie und Vieles andere.

Bei Erfolg wissen wir, dass uns unsere Motivation weitergebracht hat und wir werden sie automatisch immer wieder einsetzen. Bei Misserfolg brauchen wir ein gutes Selbstvertrauen, um weiterhin optimistisch nach vorne zu schauen....

Was vielen Menschen in Krisen hilft, ist, sinnige Sprüche zu lesen, über sie nachzudenken und sie als Motor für ihre Selbstbestimmheit und ihr Leben zu nutzen. Ein paar Zitate und Lebensweisheiten möchte ich deshalb hier vorstellen.

Auch wenn man schwer krank ist und gerade deshalb, muss man sich seinen Humor bewahren. Mitten in einer schweren Depression ist dies allerdings meist schier unmöglich, aber es werden auch wieder besser Tage kommen. Für Angehörige und all diejenigen, die sich Gedanken über (ihre) Motivation machen und die einmal schmunzeln möchten, ist dieses Kapitel gedacht. Vielleicht lesen Sie auch jeden Tag eine Karte und denken über sie nach. Das sei ganz Ihnen überlassen – es soll Ihnen gut tun ☺ Über 1000 weitere Karten finden Sie auf meiner Facebook-Seite.

An manchen schweren Tagen,
wenn Du das Gefühl hast,
sie nicht überstehen zu können,
dann erinnere Dich selbst daran,
dass die Erfolgsbilanz,
die Dich durch solche Tage brachte,
immerhin 100% beträgt
und das ist wirklich ein sehr guter Erfolg.

Also schaffst DU
auch diesen schweren Tag noch !

by multiple-arts.com

Wenn Du
aufgibst,
kannst Du
das Problem
nicht lösen …

by MULTIPLE-ARTS.com

Angst zu haben,

die Dinge falsch zu machen,

ist nicht der richtige Weg,

um sie RICHTIG zu machen …

by MULTIPLE-ARTS.com

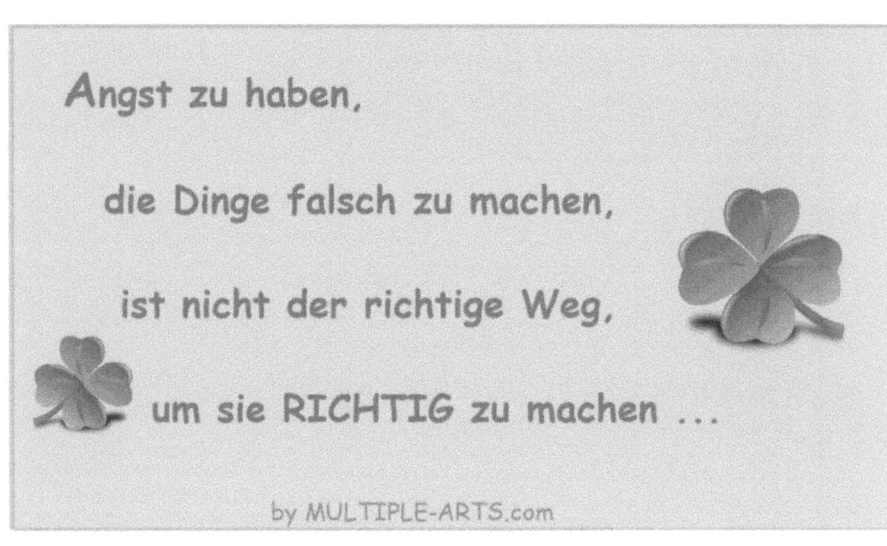

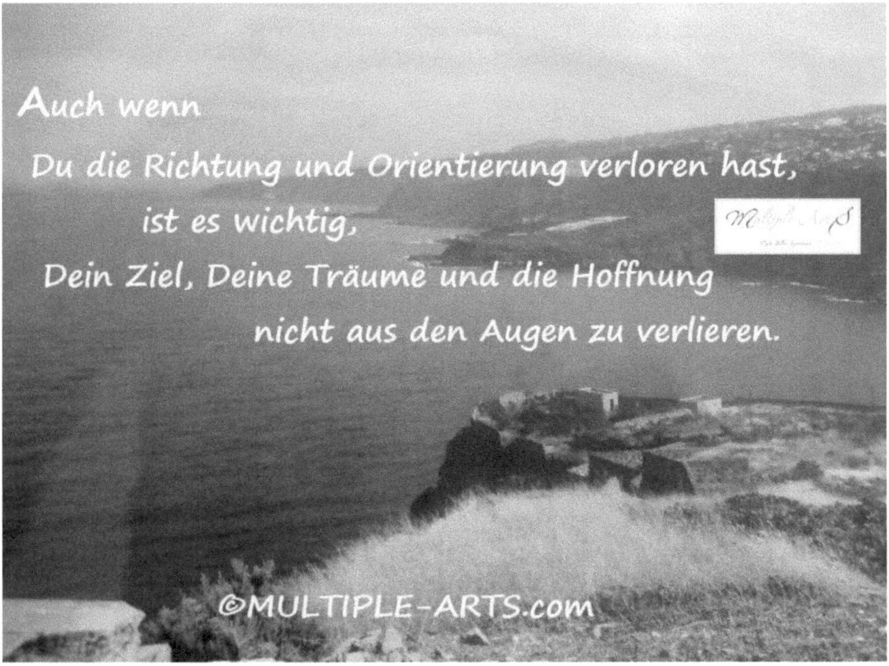

Auch wenn
Du die Richtung und Orientierung verloren hast,
ist es wichtig,
Dein Ziel, Deine Träume und die Hoffnung
nicht aus den Augen zu verlieren.

©MULTIPLE-ARTS.com

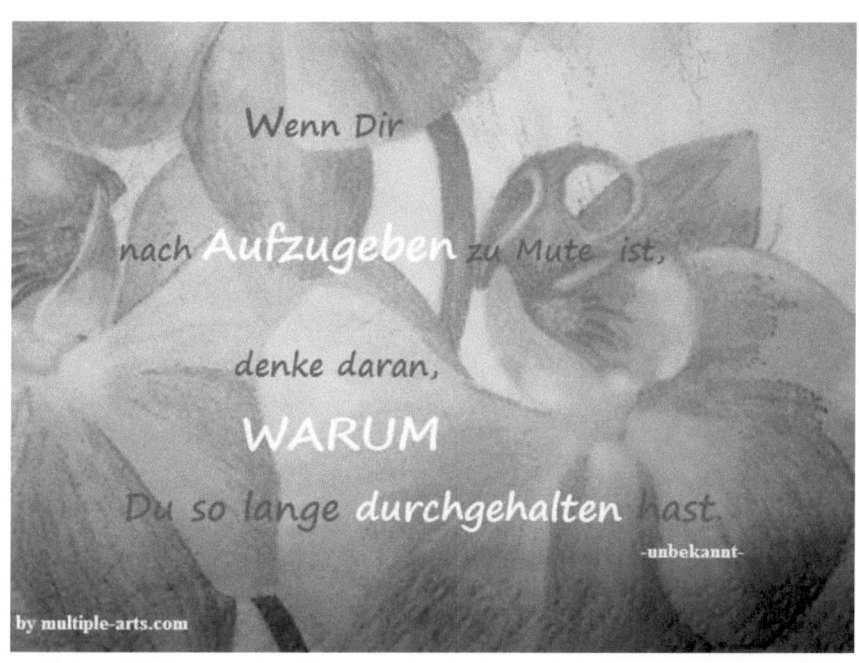

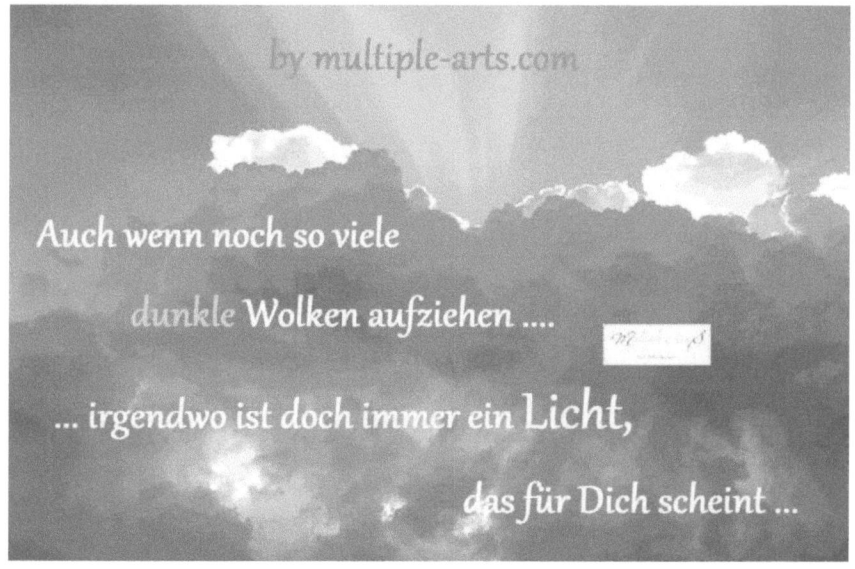

Manches *erscheint*
ganz oft sehr aussichtslos
und nicht machbar ...

... bis man es **probiert** hat ...!

by MULTIPLE-ARTS.com

Breche auf, lasse los,
beginne Dich zu verändern.

Sei unterwegs mit Leib und Seele,
mit ganzem Herzen entdecke Dich neu.

Sammle auf dem Weg zur Mitte
Dich selbst ein.

Und Du wirst ankommen!

aus der Kirche von Tafers

by multiple-arts.com

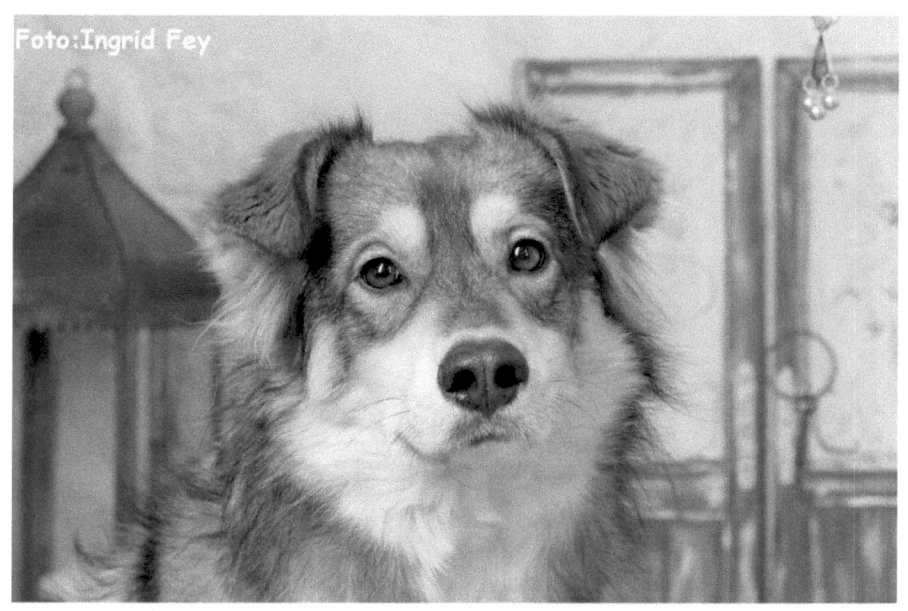

Foto: Ingrid Fey

Die wichtigsten Dinge im Leben muss man nicht mit den Augen sehen – man fühlt sie

Seelenhund Smiley

Mir selbst war nicht klar, wie viel mir unser Hund helfen kann – inmitten einer Depression, während eines Fatigue-Anfalls und in meinem MS-Alltag. Sicherlich muss es gut durchdacht sein, wenn man sich ein Haustier zulegt und man braucht auch Alternativen, falls man selbst einmal nicht Gassi gehen kann und Vieles mehr. DAS, was mir aber Smiley gibt, wie er mich fordert und zu mir steht, wie er spürt, wenn es mir nicht gut geht – das möchte ich niemals mehr missen.

LACHEN

Ich weiß, dass es Schwerdepressiven nicht zum Lachen zu Mute ist – sie können es in einer schweren depressiven Phase nicht und das Schlimmste, was man dann tun könnte, wäre zu versuchen, sie mit „Druck/Gewalt" zum Lachen zu bringen. Trotzdem möchte ich ein kleines Kapitel dem Lachen widmen. Es werden vielleicht wieder Zeiten kommen, in denen Sie als Betroffener lachen können und Angehörige sollten sich sowieso ihren Humor behalten. Sie brauchen ihn, um die Depression ihres Angehörigen aushalten, ertragen und überstehen zu können; sie dürfen und sollen lachen. Lachen gehört zum Leben ebenso dazu, wie das Weinen. Lachen ist ein Lebenselixier und tut Seele und Körper gut. Denn unser wichtigstes freundliches Signal ist das Lächeln. Mit dieser angeborenen Verhaltensweise sind wir in der Lage, uns mit völlig Unbekannten anzufreunden. Ein Lächeln entwaffnet. Diese „Entwaffnung" brauchen auch Depressive – auch wenn sie eventuell nicht „antworten" können.

Wikipedia.de beschreibt das Lächeln folgendermaßen: „Das Lächeln ist in der Physiologie ein Gesichtsausdruck, der durch das Spannen der mimischen Muskulatur stets in der Nähe der Mundwinkel, beim „echten" Duchenne-Lächeln auch um die Augen erzeugt wird. Bei Menschen ist das Lächeln normalerweise ein Ausdruck der Freude, des guten Willens und dient zum Beispiel der Aufnahme von Kommunikation, kann aber auch ein unkontrollierter Ausdruck von Ängstlichkeit sein (nervöses Lächeln). Studien haben gezeigt, dass das Lächeln eine normale Reaktion auf bestimmte Stimulationen ist, die unabhängig von der jeweiligen Kultur ist. Es ist keine lernbare Reaktion, sondern wird den Menschen schon von Geburt an mitgegeben. Selbst das soziale Lächeln gilt als angeboren, worauf beispielsweise Unterschiede des Lächelns von sehenden und blinden Olympia-Siegern hinwiesen. Sowohl blinde wie sehende Zweit- und Drittplatzierte zeigten das soziale Lächeln. Noch vor dem sozialen Lächeln sieht man bei Babys das Vorlächeln. Dieses so genannte „Engelslächeln" passiert typischerweise in den ersten Lebenswochen. Dahinter verbirgt sich nichts weiter als ein Reflex, der meist im Schlaf geschieht."

Lächeln bewirkt nicht nur eine Veränderung des Gesichtsausdrucks, sondern führt auch dazu, dass das Gehirn Endorphine produziert, die körperliche und seelische Schmerzen verringern und das Wohlbefinden steigern. Einem Lächeln kann sich kaum jemand entziehen, wenn das Lächeln ehrlich ist. Ein Lächeln ist ansteckend und somit ein Weg Fröhlichkeit und Wohlbefinden zu übertragen.

Lachen beeinflusst also unseren gesamten Körper, allein im Gesicht sind es 17 Muskeln, die dafür in Gang gesetzt werden. Sogar ein Lächeln uns selbst gegenüber, bei dem wir unser Gesicht dementsprechend freudig verziehen, knüpft an unser Gehirn an und lässt es fröhlicher sein. Deshalb wird empfohlen, sich tagsüber bewusst zuzulächeln. Selbst das Aussprechen des Buchstabens „E" verleiht unserem Gesicht sofort einen fröhlichen Gesichtsausdruck und sendet dem Gehirn sozusagen ein Lächeln. ☺ Das können auch Depressive versuchen. Laut Wissenschaftlern wirkt wirklich selbst das „aufgesetzte" Lachen, um uns in eine bessere Stimmung zu versetzen. Also lächeln wir einfach öfters einmal. ☺ Zumindest würde das Gehirn somit nicht vergessen, dass es so etwas Schönes wie das Lächeln und Lachen überhaupt gibt. ☺

Mit einem befreiten Lachen machen wir unsere Emotionen Luft und selbst in Konfliktsituationen wirkt es befreiend, entlastend und abmildernd. Man kann mit einem Lachen körperlichen Stress abbauen, zu einer Entspannung und somit zu körperlichem Wohlbefinden kommen. Beobachten Sie sich mal wenn Sie wirklich herzhaft lachen – Sie sind deutlich entspannter ☺

Die sogenannten Glückshormone (Endorphine) werden beim Lachen ausgeschüttet und sie stärken nicht nur die Immunabwehr, sondern es werden Schmerzen verringert, der Stoffwechsel angeregt und sogar Entzündungen gehemmt. Wenn man das so liest, ist es fast ein Allheilmittel – gerade bei Krankheiten wie MS, Krebs und auch Depressionen und Fatigue. Und dies auch noch völlig nebenwirkungsfrei! ☺ Somit ist es auch nur logisch, dass LACHEN Heilungsprozesse beschleunigen kann. Kinder lachen übrigens circa 400 Mal am Tag, Erwachsene nur 15 Mal. Das ist doch eine interessante Feststellung, die zeigt, wie sehr wir das Lachen VERLERNT haben. Lach-Forscher behaupten, dass 2-3 Minuten Lachen am Tag so viel bringen würde, wie 15 Minuten zu joggen. ☺ Ein einfacher und sehr gesunder Sport also – das Lachen ☺

Gesunde Menschen können das Lachen „üben", indem sie gezielt nach all dem Humorvollen Ausschau halten, das der Tag uns bietet – es bewusst wahrnehmen (vor allem, DASS es gerade etwas Lustiges ist) und mit einem Schmunzeln beginnen. Nicht jeder mag es, wenn sich Witze erzählt werden – das ist individuell unterschiedlich und ich denke, dass jeder für sich seine eigene Humor-Schwelle erlebt und erkennt, aber etwas Witziges kann man in vielen Situationen finden.

Ich weiß beispielsweise genau, wann sich mein Komik-Zentrum angesprochen fühlt – und ich lache für mein Leben gerne. Lachen hilft mir in allen möglichen Situationen – lachen, schmunzeln und lächeln – das sind wirklich meine Lebenselixiere, ohne die ich mir einsam und leer vorkäme.

Deshalb finde ich es im Zusammenleben mit Depressiven auch so wichtig, dass die **Angehörigen** unbedingt lachen dürfen (und sogar sollen). Lachen darf man einfach nicht verlernen. Lachen Sie, schmunzeln sie – Sie sind gesund und auch, wenn der Depressive zwar vielleicht nicht mitlachen kann, eventuell nur trübsinnig dabei sitzt - aber er sieht somit, dass es auf der Welt und in seinem /Ihrem Leben noch etwas zu lachen GIBT! ☺

> *Wir lachen nicht, weil wir glücklich sind,*
> *sondern sind glücklich, weil wir lachen.*
> Dr. M. Kataria

Ich möchte Sie als Fazit ermuntern, einmal auszuprobieren, wie es Ihnen geht, wenn Sie sich selbst zulächeln, den Buchstaben „E" aussprechen und wie sich das auf Sie auswirkt ☺ „EEEEEEEEEEE"

☺ Ich lächle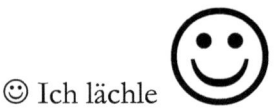

Noch ein paar Tipps:

- Schauen Sie mal genau hin, WAS Sie zum Schmunzeln und Lachen bringt
- Erstellen Sie sich ruhig eine Liste mit Dingen, Ereignissen, und Ähnlichem, das Sie zum Lächeln bringt
- Entwickeln und bauen Sie Ihren eigenen Humor auf und lassen Sie sich nicht von außen beirren. Humor ist etwas Persönliches und Individuelles – jeder hat seinen ganz ureigenen Humor und das ist gut so!
- Lächeln Sie sich morgens im Siegel schon zu und denken Sie an das „E" ☺
- Lächeln Sie ruhig einmal fremde Menschen an – Sie werden oft ein Lächeln zurückbekommen ☺
- Umgeben Sie sich nicht mit missmutigen, sondern mit frohen Menschen. Lachen ist ansteckend – eine wunderbare Infizierung! ☺

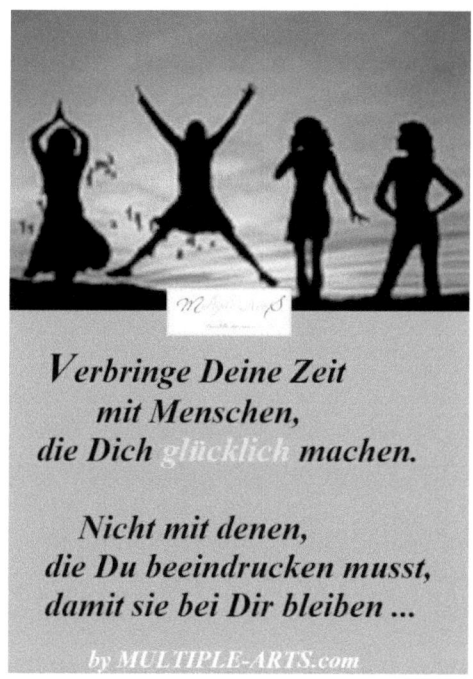

Verbringe Deine Zeit mit Menschen, die Dich glücklich machen.

Nicht mit denen, die Du beeindrucken musst, damit sie bei Dir bleiben ...

by MULTIPLE-ARTS.com

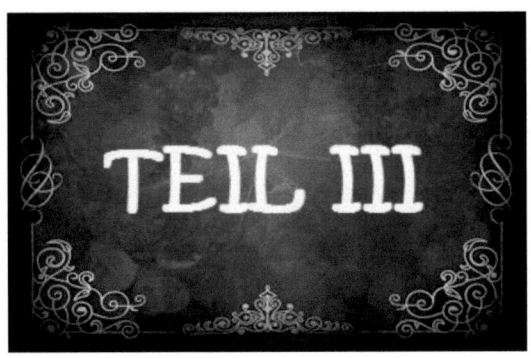

BEWÄLTIGUNG

*Fürchte Dich nicht
vor dem langsamen Vorwärtsgehen,
fürchte Dich nur
vor dem Stehenbleiben."*
Asiatische Weisheit

Einen Schnupfen zu bewältigen stellt für manch einen schon eine Herausforderung dar. Und doch beweist sich der uralte Spruch: „Ein Schnupfen kommt und geht 7 Tage!". Immerhin weiß man bei der Diagnose „Erkältung", dass sie tatsächlich wieder verschwindet – trotzdem leiden manche Menschen daran, als hinge ihr Leben davon ab.

Wie verhält es sich nun aber, wenn jemand mit der Diagnose einer chronischen, das heißt ANDAUERNDEN Krankheit konfrontiert wird? Hierfür braucht man sogenannte „Bewältigungsstrategien". (Coping).

Wir müssen eine psychische Widerstandsfähigkeit aufbauen – das ist die Fähigkeit, Krisen zu bewältigen und sie durch Rückgriff auf persönliche und sozial vermittelte Ressourcen als Anlass für Entwicklungen zu nutzen.

Der Fachbegriff ist Resilienz (von lat. resilire „zurückspringen" „abprallen"). Das Gegenteil von Resilienz ist Verwundbarkeit – dieses Wort zeigt sehr deutlich, dass uns eine nicht gute Bewältigung sehr verwundbar und anfällig werden lässt.

Im Grunde wollen wir nur eins: mit unserer Erkrankung gut leben können und so wenig wie möglich Lebensqualität einbüßen müssen. Wir möchten unseren eigenen Weg zu uns selbst finden können, um selbstbestimmt leben zu können. Dies ist natürlich (MS betreffend, angesichts der 1000 Gesichter dieser Krankheit) nicht einfach und so verhält es sich mit jeder Behinderung. Die meisten beeinträchtigten Menschen haben Angst ihre Unabhängigkeit zu verlieren und auf fremde Hilfe angewiesen zu sein. Aber bitte lassen Sie sich niemals von Gefühlen wie Angst und Trauer lähmen oder gar davon abhalten, aktiv Maßnahmen zur Verbesserung Ihrer Mobilität einzuleiten. Denn nur so nehmen Sie die Herausforderung an und gehen einen weiteren wichtigen Schritt in Richtung selbstbestimmtes Leben. Resilienz bezeichnet auch eine spezielle Eigenschaft von Personen, die ihre psychische Gesundheit unter Bedingungen erhielten, unter denen die meisten Menschen zerbrochen wären. Man weiß heute, dass psychische Widerstandsfähigkeit nicht nur in Extremsituationen, sondern immer von Vorteil ist. Ursprünglich wurde mit Resilienz nur die Stärke eines Menschen bezeichnet, Lebenskrisen wie schwere Krankheiten, lange Arbeitslosigkeit, Verlust von nahestehenden Menschen oder Ähnliches ohne anhaltende Beeinträchtigung durchzustehen. Diese Verwendung des Wortes ist auch heute noch häufig. Aber resiliente Personen haben gelernt, dass sie selbst über ihr eigenes Schicksal bestimmen müssen und sie nicht einfach auf Glück oder Zufall vertrauen können. Denn sie haben gelernt, die Dinge selbst in die Hand zu nehmen und Möglichkeiten zu ergreifen wenn sie sich bieten. Das heißt, sie haben ein realistisches Bild von ihren Fähigkeiten.

Eine Diagnose einer chronischen und oft schweren oder gar unheilbaren Erkrankung bedeutet so viel Neues. Es wird (drastische) Veränderungen in Ihrem Leben geben und geben müssen. Sie werden völlig neue Erfahrungen machen – gute, wie schlechte und Sie werden lernen MÜSSEN mit all dem Neuen und Unbekannten umzugehen. Manche Betroffene haben einen Krankheitsverlauf, der es ihnen ermöglicht, sich schonend und in Ruhe auf die neue Situation einstellen zu können, andere werden mit Wucht aus ihrem Leben heraus katapultiert und müssen von einem auf den anderen Moment mit der Situation zurechtkommen. Selbstvertrauen ist hier also ebenfalls ein Schlüsselwort.

Allen ist aber gemein, dass sie eine Bewältigungsstrategie brauchen - denn kalt lässt so eine Diagnose sicherlich niemanden. Das heißt, alle Neuerkrankten ziehen sozusagen um: in ein neues Leben, in das die Erkrankung Einzug hält. An der bisherigen Stabilität wird kräftig gerüttelt Das ganze Lebensfundament gerät ins Wanken und das Fundament bekommt womöglich Risse. Eventuell haben Sie auch keine Erfahrungen mit solch einer Krankheit und Situation auf die Sie zurückgreifen könnten. Außerdem werden Sie nun ständig mit neuen Herausforderungen konfrontiert und vermutlich bleibt Ihnen nicht genügend Zeit um in Ruhe über Lösungen nachzudenken. Das ist ganz enorm stressig und wiederum nicht gut für den Körper (und die Seele). Dagegen anzukämpfen ist oft der erste Reflex, aber das kostet unnötig Energie und Kraft, die Sie für andere Dinge noch brauchen. Kämpfen beinhaltet auch immer „gewinnen oder verlieren" und hat für mich deshalb einen negativen Beigeschmack. Der Krankheit „die Stirn zu bieten" gefällt mir von der Wortwahl deshalb besser. Denn man kann lernen, sich mit seiner neuen Mitbewohnerin zu arrangieren. Dazu bedarf es neuer Strategien und vor allem müssen Sie sich nun erst einmal völlig neu selbst kennenlernen – und zwar sowohl Ihren Körper, als auch Ihre Seele. Und nun beginnt die Gratwanderung: einerseits ist es wichtig, auf Signale des Körpers zu achten, andererseits darf man dies nicht übertreiben, um sich nicht erneut stressen zu lassen. Das Ziel eines jeden Copings ist es, sich mit seiner Krankheit auszusöhnen – sie zu akzeptieren und sie doch nicht dominieren zu lassen. Ein heikles und schwieriges Unterfangen für das Sie eventuell professionelle Hilfe brauchen. Sich an die sich ständig verändernden Lebensumstände anzupassen – das ist gelebte Bewältigung.

Um den Anfang zu erleichtern, ist es hilfreich, sich der eigenen Erwartungen und Auswirkungen der Erkrankung in einem ruhigen Moment klar zu werden. Beispielswese, wenn die Krankheit gerade etwas Ruhe gibt oder man einen guten Tag hat....So kann man sich auf die neue Situation einzustellen, Kraft tanken und in Ruhe planen. Dabei können Sie auch Ihren Alltag SELBST planen, selbst bestimmen – das trägt dazu bei, die selbstbestimmte Kontrolle über Ihr Leben zu behalten, zu wahren. Diese Strategie wird Sie auch etwas zur Ruhe kommen lassen und macht Sie insgesamt sicherer. Man hat dann nämlich die Möglichkeit, vorab zu überlegen, was man bei der nächsten Symptomverschlechterung tun könnte.

In meinem Buch „Alltags-Tipps bei chronischen Erkrankungen" habe ich viele Möglichkeiten aufgeführt, wie man sich seinen Alltag unkomplizierter gestalten kann. Und nutzen Sie auch entsprechende Foren im Internet oder spezielle Gruppen – beispielsweise auf Facebook. Dort werden Sie immer ein offenes Ohr und Rat finden – sowie auch TROST!

AKZEPTANZ ist also das Zauberwort. Aber auch hiermit sollten Sie sich nicht stressen, sondern Schritt für Schritt eine Annäherung schaffen. Ohne Druck, aber mit dem klaren Willen, zur Akzeptanz zu gelangen. Sie müssen lernen, mit Ihren Gefühlen und den aktuellen Gegebenheiten umzugehen. - Coping! „Krankheitsverarbeitung" oder auch „Bewältigungsstrategien": Hier gibt es 6 Etappen, die jeder Patient in der Regel durchläuft. Abweichungen oder ein „Überspringen" sind natürlich jederzeit möglich. Aber vielleicht hilft es Ihnen, wenn Sie sich bewusst werden, dass es erstens normal ist zu trauern und zweitens, dass Sie tatsächlich solche Emotionen haben.

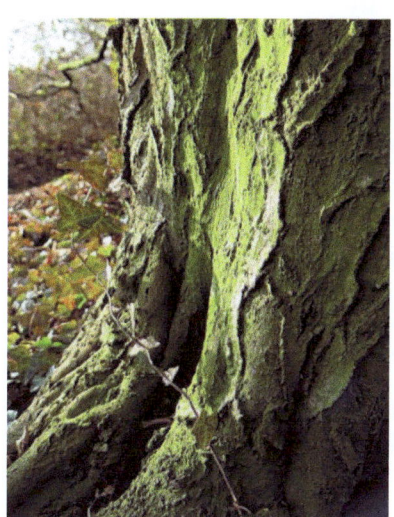

Foto: Norbert Dittmar

1. Schock
Viele Neudiagnostizierten fühlen sich erschlagen und wie vor den Kopf gestoßen und können keinen klaren Gedanken mehr fassen. Diese seelische Blockade stellt eine Art Schutz vor allzu großen psychischen Schmerzen dar. Um wieder aufnahmefähig zu sein, muss dieser erste Schock überwunden werden. Dazu brauchen die Patienten Zeit für sich, aber auch Unterstützung durch andere. Erst nach einer Erholung von diesem Schock macht es Sinn, sich umfassend über die Erkrankung und geeignete Therapien zu informieren sowie einen Weg zur Bewältigung zu finden.

2. Verleugnung
Die Phase des „Nicht-Wahrhaben-Wollens": Manche Patienten versuchen die Diagnose zu verdrängen, andere flüchten sich in Ablenkungsstrategien. Das Verleugnen ist ein normaler seelischer Schutzmechanismus und nur dann schädlich, wenn dieser Zustand auf Dauer nicht überwunden werden kann. Dann besteht nämlich die Gefahr, dass notwendige Therapien versäumt werden und sich der Krankheitsverlauf unnötig verschlechtert, man in eine Depression verfällt, oder enorm unrealistisch lebt.

3. Zorn und Wut
Immer wieder berichten Patienten davon, dass ihnen solche Gefühle früher fremd waren – wie beispielsweise auch Neid auf andere – und wie stark sich das durch die Diagnose verändert hat: Wutausbrüche erfolgen unkontrolliert; Menschen, die nicht erkrankt sind, werden „maßlos" beneidet. Auch das sind normale Reaktionen, die „heraus müssen". Falls diese Gefühle dauerhaft unterdrückt werden, besteht die Gefahr, dass sie sich ansammeln und immer belastender werden. Also bitte lassen Sie sie zu Anfang zu und sprechen darüber ganz offen mit vertrauten Personen! Allerdings sind Wutausbrüche und heftige Emotionen auf Dauer keine Lösung und erschweren ein Zusammenleben und ein gutes Miteinander eventuell erheblich. Manchmal ist es auch erleichternd, sich mit anderen Betroffenen auszutauschen, die sich in einer ähnlichen Situation befinden oder diese bereits überwunden haben.

4. Verhandeln

In dieser Phase versuchen viele MS-Patienten, mit dem Schicksal zu verhandeln – nach dem Motto: „Wenn ich dieses oder jenes tue, wird meine Erkrankung vielleicht weniger schlimm verlaufen". Manche entwickeln auch Schuldgefühle - natürlich völlig unbegründet. Chronische Erkrankungen sind schließlich keine „Strafe" – und leider ebenso wenig verhandelbar.

5. Depression

Es ist sehr gut nachvollziehbar, dass die Auseinandersetzung mit der Diagnose und das intensive Durchleben widersprüchlicher Gefühle viele Betroffene bis an die äußerste Grenze ihrer psychischen Belastbarkeit führt. Das psychische Immunsystem wird mit Reizen überflutet, die Folge sind oft Erschöpfungszustände, die dann womöglich in Hoffnungslosigkeit und Resignation münden. Häufig treten infolge Schlaflosigkeit, Gereiztheit oder Antriebslosigkeit auf: Anzeichen, wie sie auch zu den Merkmalen einer Depression zählen. Charakteristisch dafür ist auch, sich am liebsten zurückziehen und in sein „Schneckenhaus verkriechen" zu wollen. Aber gerade in depressiven Phasen ist es wichtig, sich jemandem anzuvertrauen – und sich nicht seiner Gefühle zu schämen. Denn diese sind mehr als verständlich und manchmal auch so belastend, dass es hilfreich sein kann, sich professionellen psychologischen Beistand zu suchen.

6. Akzeptanz

„Ich habe eine chronische Erkrankung und werde damit leben": Wenn Sie zu dieser Einstellung gefunden haben, stehen Sie auf einem stabilen Fundament für ein selbstbestimmtes Leben. Jetzt ist Ihr Kopf frei dafür, neue Pläne zu schmieden und aktiv Probleme zu lösen. Dieser neue, sichere Platz im Leben lässt sich aber nicht von heute auf morgen erreichen: Es kann oft Jahre dauern, bis Sie dorthin gelangen. Setzen Sie sich also bitte nicht unter Druck. So paradox es klingen mag: Je geduldiger Sie mit sich sind, desto schneller werden Sie dieses Ziel erreichen. (angelehnt an: www.ms-life.de)

Und hier noch ein Auszug aus den Leitgedanken der DMSG (Deutsche Multiple Sklerose Gesellschaft Bundesverband e.V.) zur Krankheitsbewältigung:

„Erst wenn Sie wissen, wie und wo in Ihrem Leben sich die MS bemerkbar macht und was Ihnen nützt und schadet, können Sie sich darauf einstellen, brauchbare Lösungen finden und viel aktiv für sich tun. MS braucht nicht Ihre beste Freundin zu werden, aber Sie müssen lernen, miteinander auszukommen. Dann können Sie auch die Zeit nutzen und genießen, wenn sie sich zurückgezogen hat, weil Sie wissen, wie Sie mit ihr umgehen können, wenn sie sich wieder einmal melden sollte!"

Ich mochte Sie an dieser Stelle an meinen Gedanken teilhaben lassen, die ich mir vor vielen Jahren zu diesem Thema und dem „Anpassen" an die Erkrankung gemacht habe.

*Status Quo

„Wikipedia: Status quo (lateinisch für „bestehender (aktueller) Zustand", bezeichnet den gegenwärtigen Zustand einer Sache, der in der Regel zwar problembehaftet ist, bei dem aber die bekannten Möglichkeiten zur Auflösung der Probleme ebenfalls problembehaftet sind."

Ein früherer Status wird Status quo ante genannt.

Beginne ich beim Status „quo ante"? Oder stehe ich mitten im Status Quo?

Ich habe gelernt, meine MS immer wieder neu dem aktuellen Status Quo anzupassen. Ich habe es nicht gerne gelernt: ich musste es lernen. Die MS zwingt uns manchmal täglich dazu einen neuen Status Quo zu „bestimmen" und den alten Status Quo „ante" zu verlassen. Ganz oft empfinde ich das als ganz schön anstrengend!

Theoretisch hört sich das ja gut an und ist vor allem äußerst sinnvoll: warum soll ich heute davon ausgehen, wenn gerade mein linkes Bein hinkt, dass ich es momentan schaffe, die Treppe hinunter zu hüpfen? Das wäre wirklich Quatsch! Unsinnig und vor allem tollkühn!

Das ist die Theorie!

Die Praxis zeigt, dass mein Gehirn manchmal nicht so schnell vom Status Quo ante auf den Status Quo umschalten kann. Und nicht nur mein Gehirn - auch meine Psyche hat Probleme damit und diese sind sogar noch vordergründiger, denn wer möchte innerhalb kürzester Zeit seinen Status Quo dermaßen verändern?!

Ich finde, meine MS könnte sich manchmal etwas mehr Zeit lassen und den momentanen Status HALTEN. Das würde einfach schon Vieles erleichtern. In einen früheren Status Quo ante zurückzufallen, das wäre ja gar nicht mal so schlecht! Aber das passiert nur selten.

Mir fällt es schwer, wenn sich der Status Quo ständig verändert. Mir macht das psychisch ziemlich zu schaffen. Mich erwischt der Status Quo ja gerne mit der Fatigue. Nun habe ich mittlerweile ja wirklich einen enorm ausgeklügelten Energie-Haushalts-Plan - ich könnte mit dieser Leistung locker im gehobenen Management arbeiten und die effizientesten Arbeits- und Dienstpläne erstellen, aber der Status Quo wird durch die Fatigue ganz schnell zum Status Quo ante und das nervt!

Ich kann von mir behaupten, sehr sorgfältig mit meinem MS-Energie-Haushalt umzugehen. Ich habe ja auch schon genug „Lehrgeld" gezahlt! Aber wenn man sich selbst auf die ausgefeiltesten Pläne nicht mehr verlassen kann, dann wird es schwierig.

Und es tut schlicht und ergreifend weh! Ganz ehrlich: wem würde es nicht schwer fallen, sich an ein hinkendes Bein anpassen zu müssen: sein komplettes Leben darauf einstellen müssen? Wer ruft diesbezüglich vorlaut: „Och, ich! Ich würde gerne mal ..." und: „Wenn es niemand nimmt, dann nehme ich es!"!

Nein, das können wir von niemanden erwarten. Wir MS`ler MÜSSEN es ertragen und manche von uns müssen es in allen möglichen Härtegraden ertragen. Hallo MS!

STRESS

Und eines ist auch sicher: Das Leben mit einer chronischen Erkrankung ist anstrengend und unvorhergesehene Entwicklungen und Situationen können zusätzlichen Stress verursachen. Stress wiederum wirkt sich auf jede chronische Erkrankung negativ aus – bei MS kann Stress sogar einen Schub auslösen (Meine Schübe kamen immer direkt nach Extrem-Stress). Deshalb ist das Erlernen von Bewältigungsstrategien so wichtig.

Um zu lernen mit Stress umzugehen, muss man sich bewusst machen, dass es zwei Arten von Stress gibt: positiven und negativen. Kurzfristige Stresssituationen können oft erfolgreich von uns bewältigt werden. Damit dies gelingt, werden Stresshormone wie Adrenalin, Noradrenalin und Glukokortikoide ausgeschüttet. Sie stimulieren bestimmte entzündungshemmende Stoffe (Zytokine) und hemmen Immunfunktionen, die sich ungünstig auf unser Leistungsvermögen auswirken können.

o Aktiver, kurzfristiger Stress, wie beispielsweise durch Bewegung und Sport, steigert unsere Leistungsbereitschaft und kann unser Immunsystem sogar stärken. Ist die Stresssituation beendet, empfinden wir zudem meist ein „gutes Gefühl".

o Negativ wirkt sich Stress aus, der andauert und nicht ausreichend bewältigt wird; zum Beispiel bei Depressionen, beim Verlust eines geliebten Menschen oder ständiger Überforderung. Auch hier werden Stresshormone ausgeschüttet, bei anhaltenden Belastungen jedoch dauerhaft – dadurch wird das Immunsystem geschwächt. Weil sich bei allen Autoimmunkrankheiten ohnehin die Abwehrkräfte gegen wichtige körpereigene Strukturen richten, ist nachvollziehbar, warum man alles vermeiden sollte, was negative Prozesse des Immunsystems noch intensiviert.

Kontrollierbarer Stress kann also grundsätzlich positiv wirken. Unkontrollierbarer Stress – Stress, der sich nicht vorausplanen und sich nicht durch eigene Maßnahmen in den Griff bekommen lässt, ist negativ und wirkt sich schädlich aus. Unkontrollierbarer Stress sollte deshalb vermieden oder reduziert werden." (angelehnt an: www.ms-life.de)

Dazu gehört es erst einmal, den Auslöser des Stresses ausfindig zu machen. Wenn man ihn kennt, kann man mit ihm bewusster umgehen, kann versuchen, ihn zu vermeiden oder Lösungsstrategien zu finden. Prioritäten zu setzen ist ebenfalls ein MUSS. Was ist am Wichtigsten, was muss auf die „Erledigungsliste" an erste Stelle, was kann getrost liegen bleiben? Lernen Sie „NEIN" zu sagen – Achtsamkeit sich selbst gegenüber (Kapitel hier im Buch). Konzentrieren Sie sich nicht auf Ihre eventuellen Defizite, sondern legen Sie Ihren Fokus auf die Potenziale und Möglichkeiten, die Sie in Ihrer jetzigen Situation haben. Nutzen Sie Ihre Stärken. Übernehmen Sie so viel wie möglich selbst, aber ohne sich dabei zu übernehmen. Nehmen Sie ruhig Herausforderungen an, suchen Sie neue Wege und Möglichkeiten und erhalten Sie sich so Ihre Unabhängigkeit.

Es gibt unzählige Methoden der Stressbewältigung und Entspannung wie Meditation, Yoga, autogenes Training und die Entspannung „nach Jacobsen". Welche Sie letztendlich wählen, wird sich nach Ihren Neigungen und auch Möglichkeiten gestalten. Auf jeden Fall ist es wichtig durch entsprechende Entspannungsübungen Körper und Geist in Einklang zu bringen und somit den Stress systematisch abzubauen. Wer diesen Teufelskreis durchbricht, kann seine innere Ruhe wiederfinden und entdeckt seine eigenen Kraftquellen womöglich ganz neu. Entspannungstechniken können Ihnen helfen, Ihr inneres Gleichgewicht zu finden und eigene Stärken zu erkennen - Eine wichtige Voraussetzung für einen selbstbestimmten Umgang mit Ihrer Erkrankung. Da der Körper auf Stress mit einer erhöhten Anspannung reagiert, ist Bewegung als Ventil natürlich immer ein besonders wirksames Mittel. Wie und ob Sie das umsetzen können, können Sie auch mit Ihrem Arzt und/oder Physiotherapeuten besprechen.

Nimmt durch die eingeschränkte Gehfähigkeit eventuell die Mobilität ab, stehen Sie natürlich vor einer sehr großen Herausforderung. Der Verlust an Selbstbestimmung belastet daher viele Betroffene und geht oft von einem gesunkenen Selbstwertgefühl und einer höheren Stressanfälligkeit einher.

KRISEN

Krankheiten können Krisen auslösen.

Die Krise (Alt- und gelehrtes Griechisch krísis ursprünglich ‚Meinung', ‚Beurteilung', ‚Entscheidung', später mehr im Sinne von ‚Zuspitzung') bezeichnet eine problematische, mit einem Wendepunkt verknüpfte Entscheidungssituation. (Wikipedia.de)

Ein durch ein überraschendes Ereignis oder akutes Geschehen hervorgerufener schmerzhafter seelischer Zustand ist ebenfalls eine „Krisensituation". Diese entsteht auch, wenn sich eine Person Hindernissen auf dem Weg zur Erreichung wichtiger Lebensziele oder bei der Alltagsbewältigung gegenübersieht und diese nicht mit den gewohnten Problemlösungsmethoden bewältigen kann. Sie stellt bisherige Erfahrungen, Normen, Ziele und Werte in Frage und hat oft für den Betroffenen einen bedrohlichen Charakter. Sie ist zeitlich begrenzt. Eine chronische Erkrankung ist aber selten zeitlich im Positiven begrenzt und deshalb befinden sich Betroffene in mehr als in einer „Krise"! Ich erwähne das deshalb noch einmal gesondert, um den Unterschied herauszustellen. Und doch gilt es für beide Situationen, dass entsprechend gute Bewältigungsstrategien hilfreich und notwendig sind. Nicht bewältigte Krisen können schwerwiegende (psychische und physische) Folgen haben.

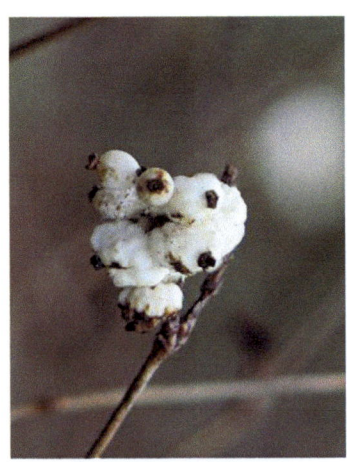

Foto: Norbert Dittmar

Psychische Auswirkungen

Da die MS und andere Erkrankungen nicht nur körperliche Funktionen beeinträchtigt, sondern auch das Risiko für psychische Störungen und Einschränkungen erhöht sind, muss hierauf ein besonderes Augenmerk gelegt werden. Wie bereits erwähnt erkranken laut Deutscher Multipler Sklerose Gesellschaft rund 50 % aller von MS Betroffenen im Verlauf der Krankheit an einer „schweren" Depression. Hinzu kommen Störungen der kognitiven Funktionen, wie beispielsweise Störung der Aufmerksamkeit, Wahrnehmung, Merk- oder Planungsfähigkeit. Auch andere chronisch Kranke haben mit diesen Symptomen zu tun. Unsicherheiten, ob die Krankheit zu weiteren Einschränkungen und Behinderungen führt, können natürlich eine Depression oder eine Angststörung begünstigen. Problematisch wird es, wenn sich Ängste so sehr verschlimmern, dass sie zu starken Einschränkungen im Leben führen. Angststörungen können sich unter anderem in Angstattacken äußern, die spontan auftreten und nicht zwingend auf ein bestimmtes Ereignis hin auftreten. Diese äußern sich mit körperlichen Symptomen wie Herzrasen, Schweißausbrüchen und Schwindelgefühlen und können dazu führen, dass die Betroffenen entsprechende Situationen meiden, in denen solche Angstattacken eventuell bereits aufgetreten sind. Das kann dann leider so weit führen, dass sich Menschen mit einer Angststörung von der Umwelt isolieren. Deshalb ist Offenheit dem Arzt gegenüber so enorm wichtig – denn solche Störungen MÜSSEN behandelt werden – auch damit sie sich nicht noch weiter verschlimmern.

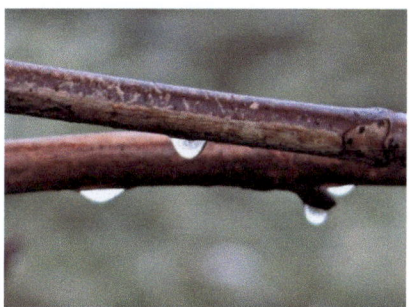

Foto: Norbert Dittmar

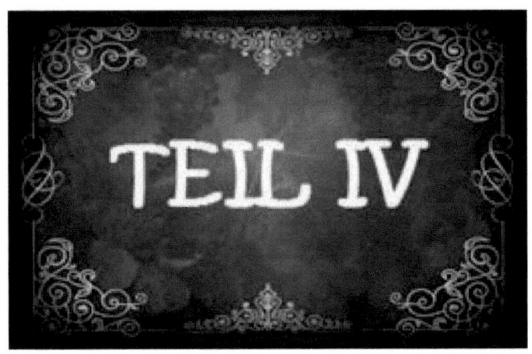

Angehörige

Vorwort:

Depression ist – anders als eine vorübergehende tieftraurige Stimmung – eine ernsthafte Erkrankung.

Wie schon beschrieben, trifft eine chronische Erkrankung nie alleine den Betroffenen, sondern IMMER auch sein Umfeld (Partner, Familie, Kinder, Freunde, Kollegen...) mit. Bei jeder chronischen Erkrankung werden oftmals die Angehörigen mitbereut. Bei Krankheiten wie Krebs, Fibromyalgie, Depressionen oder MS, die massiv die Lebensqualität einschränken können, ist es deshalb so wichtig, mit seinem nahen Umfeld offen über die Symptomatik zu sprechen, damit Angehörige die CHANCE haben, das Krankheitsbild und auch die eventuelle Erschöpfung zu begreifen und zu VERSTEHEN. Verstehen ist die Basis. Basis von Vertrauen und Hilfe geben können.

Um Missverständnisse zu vermeiden, sollten das Buch sowohl Betroffene, als auch Angehörige lesen und sich bestenfalls anschließend austauschen (auch gerne vorher Notizen machen).

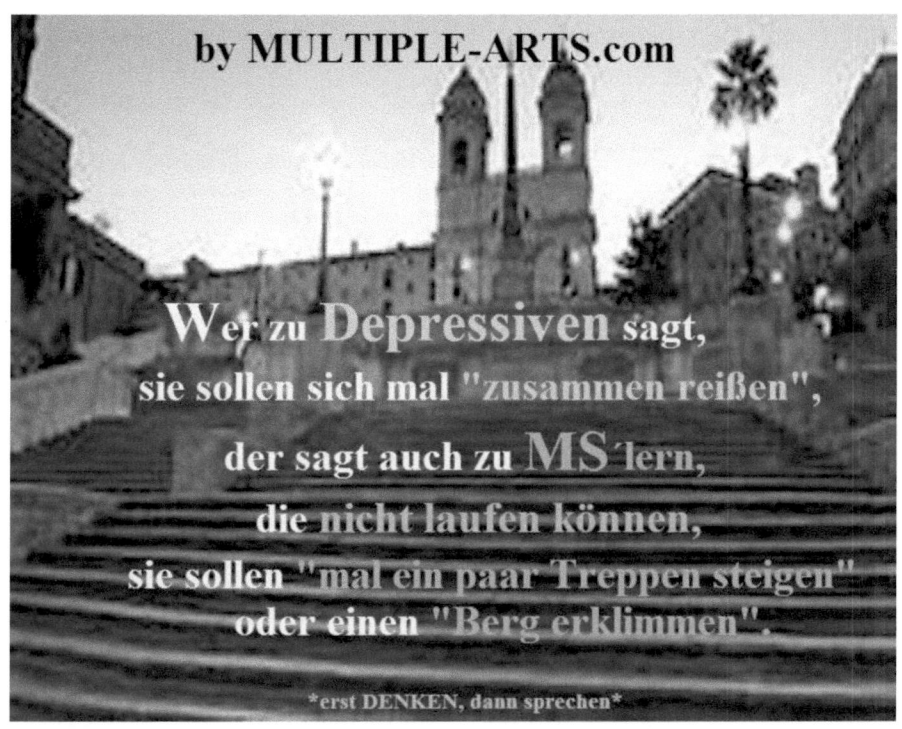

*Hier ist ein Text zum Thema „Angehörige", den ich 2012 schrieb:

„Ich bin der festen Überzeugung, dass zu wenig und zu selten an die direkten Angehörigen, Freunde und Verwandten der Betroffenen gedacht wird. Im dem Sinne, dass man sie mal fragt, wie es ihnen geht: im Allgemeinen und in Bezug auf die Krankheit ihres Angehörigen.

Nehmen wir den Partner in einer Erwachsenenbeziehung: wenn er sich dafür entscheidet, bei dem Kranken, Behinderten mit all seinen Beeinträchtigungen zu bleiben, dann ist auch sein Leben maßgeblich von den Umständen der Behinderung seiner PartnerIn betroffen. Nicht nur ein bisschen: nein, *fast* völlig!

Er hat seinen eigenen Beruf, das ist das *„fast"*, denn selbst während der Ausübung seiner Tätigkeit wird er sich Gedanken um dem Partner machen. Vielleicht kann er auch nicht selbstverständlich morgens aufstehen, da er dem Partner behilflich sein muss. Vielleicht hat er, bis er auf seinem Arbeitsplatz erscheint, schon seinen persönlichen „Hilfs-Marathon" laufen müssen und ist selbst schon erschöpft. Und dann: Anschließend nach Hause kommen: vermutlich einkaufen gehen... Praktische Hilfe? Haushalt? Kinder?

Definitiv anders als bei gesunden Partnern!

Wie schafft er die Doppel – und Dreifachbelastung? Körperlich, seelisch???

Wer hilft ihm?

Wer sieht es überhaupt und nimmt es wahr???

Oder die Mutter eines Betroffenen: meine Mutter fragte sich bei meiner Diagnosestellung: „Warum meine Tochter?" Und: „Ich habe sie doch ein Jahr lang gestillt, hat das nicht geholfen?!" (als Allheilmittel!)

Meine Mama ist heute 77 Jahre alt und sie kümmert sich mehr um mich, als umgekehrt. Bei uns hat bis jetzt der normale Rhythmus des „Kinder helfen den Eltern" noch nie stattgefunden. Und wird er jemals stattfinden können? Das ist auch ein Aspekt: was passiert, wenn meine Mutter Hilfe braucht und ich sie ihr nicht in dem Ausmaß geben kann, wie sie sie bräuchte?

Und: wie fühlt eine Mutter, wenn ihr Kind unheilbar krank ist?

Ich bin selbst Mutter: ich würde meinen Kindern lieber solch eine Krankheit abnehmen, als sie bei ihnen mit ansehen zu müssen. Ich würde mitleiden, ich würde trauern und unglaubliche Angst um sie haben. Es tut mir so leid für meine Mutti: keiner kann etwas dafür, wenn das Kind an solch einer Krankheit erkrankt; sie ist einfach da! Aber ich bin als Tochter dankbar, dass sie mir die „Werkzeuge" mit auf den Weg gab, die mir nun bei der Krankheitsbewältigung helfen. Das ist doch schon „die halbe Miete"! Danke Mutti! ☺

Meine Kinder: ich bin selbst „Kind" und weiß, wie man mit der Mutter mitleidet und Angst um sie hat, wenn sie einmal krank ist. Nur, ich bin nicht „mal" krank: ich bin unheilbar krank mit ungewissem Ausgang. Das muss für meine Kinder schlimm sein. Ich hoffe nur, dass ich ihnen auch „Werkzeuge" mitgegeben habe, um mit diesem Schicksal zurechtzukommen und bin so dankbar, dass ich 2 gesunde tolle Kinder vor der Diagnosestellung zur Welt gebracht habe."

Mein Bruder mit Familie, meine echten Freunde: auf sie trifft das alles auch irgendwie zu. All Diejenigen, die mit mir in enger Verbindung stehen, leben auch ein Stück meine MS mit mir. Es ist ihr Schicksal, ebenso, wie meines.

Ich wünsche mir für alle meine Lieben, dass sie Jemanden ganz nah haben, der sie fragt: „Wie geht es Dir damit?", der sie ernst nimmt in ihren Sorgen, der ihnen zuhört und keine „guten Ratschläge" gibt; Jemanden, der einfach da ist!

Und vor allem sage ich hiermit DANKE an genau all diese Lieben: an meinen wundervollen Mann, meine Kinder, meine Mama, meinen Bruder und meine ebenfalls wundervollen guten Freunde, die mir alle auf ihre Weise zur Seite stehen ☺ Ohne Euch würde mein Leben bedeutend anders und trauriger aussehen …

IHR macht es lebenswert!!!"

Was können Partner tun?

Da Depression auch einer der häufigsten Gründe für Suizid ist, ist es wichtig, als Angehöriger die Veränderung des Betroffenen wahrzunehmen, richtig einzuordnen und einen Arztbesuch zu veranlassen. Bekannt ist, dass depressive Menschen häufig Hilfe und Unterstützung ablehnen; unter anderem auch, weil sie selbst ihren Zustand nicht als depressiv und beachtenswert und bedrohlich wahrnehmen (können). Sehr häufig wird die Bitte um Unterstützung nur indirekt geäußert. Deshalb fällt es anderen oft schwer zu verstehen, was das Gegenüber wirklich braucht. Es ist wichtig, das Befinden so zu akzeptieren, wie ein depressiver Mensch es schildert. Wenn man ihn davon überzeugen möchte, dass es ihm doch eigentlich viel besser geht, als er sagt, verliert man nur sein Vertrauen. Dies gilt grundsätzlich für alle unsichtbaren Symptome einer jeden Erkrankung. Das bedeutet, dass man ihn und seine Depressionen ernst nehmen muss.

- ✓ Dem Kranken zu GLAUBEN, heißt, ihm zu VERTRAUEN und er braucht nichts mehr in solchen Momenten, als das Gefühl zu haben, dass man ihn versteht und man ihm glaubt.

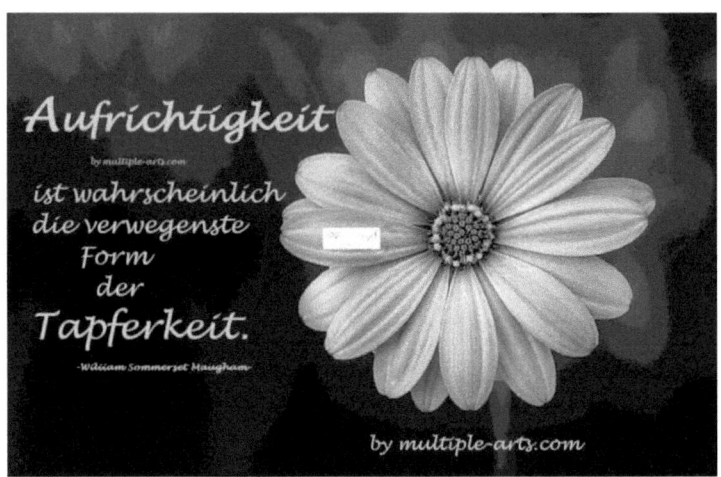

Man kann dem Betroffenen notfalls auch einmal kleinere Arbeiten abnehmen, wie zum Beispiel Arzttermine organisieren oder im Haushalt mehr Aufgaben erledigen. Des Weiteren kann er behutsam zu **gemeinsamen** Aktivitäten animiert werden. Eventuell ist es auch notwendig ihn dabei zu unterstützen, dass er seine Medikamente richtig einnimmt und Termine einhält. Partner von depressiven Menschen müssen dabei aber immer bedenken, dass sie auch eigene Bedürfnisse haben.

Auch wer seinen Partner liebt, darf ab und zu sauer oder enttäuscht sein. Dieses Annehmen der eigenen Gefühle ist wichtig und die Basis zum Helfen. Man kann nur GUT helfen, wenn man selbst in der Balance bleibt und nicht völlig ausgelaugt ist. Deshalb MUSS man sich selbst gegenüber mit viel Achtsamkeit begegnen und seine eigenen Bedürfnisse und auch eventuelle Stress-Symptome wahrnehmen und ihnen mit der nötigen Sorgfalt begegnen. Für seinen Partner da zu sein, heißt nicht zwingend, dass man alles aufgeben und seine eigenen Bedürfnisse zurückstecken sollte. Das würde in eine Abwärtsspirale für BEIDE führen. Sie als Angehöriger brauchen alle Kraft.

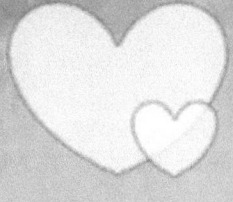

♥ Wohltuende Dinge ♥
die man zu chronisch Kranken sagen kann :

Ich mag Dich!
Ich kümmere und sorge mich um Dich!
Du bist nicht alleine, ich bin halte zu Dir.
Ich werde Dich nicht verlassen.
Es tut mir leid, dass Du so viel aushalten musst.
Du bist wichtig für mich.
Möchtest Du in den Arm genommen werden?
Welche Hilfe benötigst DU?
Was kann ich für Dich tun?

by MULTIPLE-ARTS.com

Ich habe von vielen Angehörigen gehört, dass sie ihren Partner nicht wiedererkannt haben, als er mitten in einer schweren Depression steckte. Es kann nämlich eine Wesensveränderung stattfinden, die so ungewohnt ist, dass sie schnell auch abstoßend werden kann. Aggressionen des Betroffenen können unwillkürlich ausbrechen und den Angehörigen „überfahren" und verletzen. Noch dazu kommt, dass viele Betroffene keine ausreichende Körperpflege mehr betreiben und dann entsprechend ungepflegt aussehen und womöglich auch nicht mehr so gut duften, wie Sie es von ihm gewohnt waren. Auch das kann abstoßend wirken und sollte angesprochen werden. Dies sind ganz normale Gefühle – das müssen Sie sich klar machen. Der Betroffene ist eventuell in einem solchen Moment nicht mehr die Person, die Sie kennen- und lieben gelernt haben. Sie brauchen viel Kraft und Geduld in diesen Phasen und diese wünsche ich Ihnen. Nicht jede Beziehung verkraftet solche enormen Veränderungen. Der zuvor attraktive sportlich durchtrainierte immer lachende Partner kann plötzlich zu einem „dicken, ungepflegten `Sessel-Pupser` mit miesepetriger Laune" werden. Kein schöner Anblick und kein schöner Gesellschafter. Und doch kann dieser Betroffene im Falle einer echten Depression nichts dafür – er ist krank. So, wie dem Diabetiker Insulin fehlt, so ist Ihr Angehöriger depressiv krank.

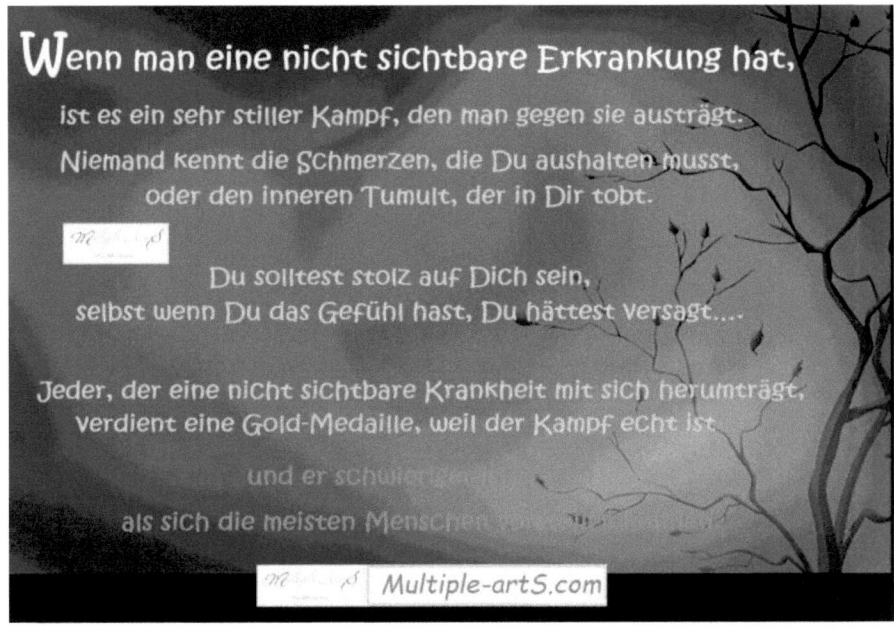

Eine gute Freundin von mir hat genau solch eine Verwandlung ihres Mannes in ihrer Ehe erleben müssen. Obwohl sie sich selbst mit Psychotherapie Hilfe suchte (er war leider zu keiner Therapie zu bewegen), ist die Ehe gescheitert. Dieses „Scheitern", dieses Zerbrechen ist schwierig für beide Parteien. Und immer hängt hier auch unheilvoll noch zusätzlich das Gefühl von „Schuld" im Raum, sowie die immerwährende Frage, ob man nicht doch noch hätte „etwas machen" und die Ehe vielleicht hätte retten können. Der „gesunde" Partner wird auch immer mit der Frage und Ungewissheit leben müssen, was gewesen wäre wenn ... Dies sind müßige Gedanken, aber sie werden jedem, der so etwas durchgemacht hat, bekannt vorkommen. Auf jeden Fall ist es eine unschöne Abwärtsspirale, die man dringend, auch für das eigene Seelenheil, unterbrechen muss. Schuldzuweisungen bringen hier nichts, wenn man davon ausgeht, dass wirklich jeder sein Bestes gegeben hat.

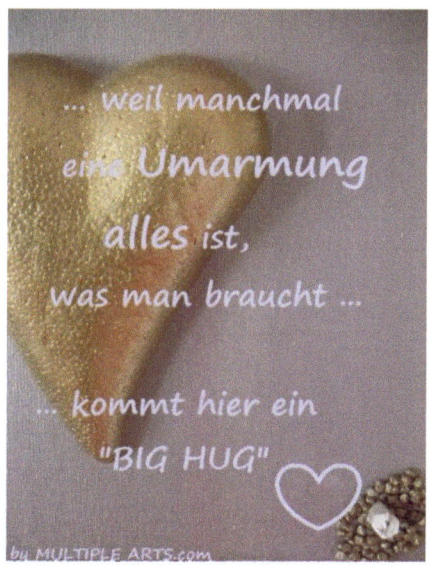

Deshalb sind die Ratschläge hier auch nur so zu verstehen, dass man sie ausprobieren KANN. Jeder wird schnell die Grenzen spüren, die eine Depression setzen kann und wie machtlos man gegenüber dieser Krankheit, den Symptomen und deren Auswirkungen und der betroffenen Person ist. Keiner kann etwas dafür, aber alle müssen es aushalten – bis sie vielleicht nicht mehr können, oder mit viel Glück, bis sie es doch geschafft haben. Das soziale Umfeld sollte deshalb unbedingt Bescheid wissen, damit sie verstehen können, was sich gerade abspielt. Gute Freunde und Familienangehörige, auch Kinder, müssen unbedingt informiert sein, um sich niemals persönlich angegriffen zu fühlen und um etwaige merkwürdig erscheinende Bemühungen oder Verhaltensweise Ihrerseits verstanden werden.

Hier ist noch ein ähnliches Fall-Beispiel mit einem Diabetiker, der aggressiv wurde, als er unterzuckert war:

Eine Freundin hatte auf einer Wanderung ihrem zuckerkranken Mann, als er zusehend aggressiv wurde, Traubenzucker gegeben, den der Ehemann vehement ablehnte und sogar noch aggressiver wurde. Das Ganze spitzte sich zu, bis meine Freundin ihrem Mann den Traubenzucker und noch einen Schokoriegel wie einem unartigen Kind in den Mund stopfte. Die Freunde sahen entsetzt zu, da sie mit dieser sehr „merkwürdigen" Situation nichts anzufangen wussten. Als sie dann aber erklärte, dass ihr Mann gerade eine schlimme Unterzuckerung hatte und sie ihn dann ZWINGEN muss, etwas zu sich zu nehmen, haben sie es verstanden und ab dem Zeitpunkt immer mit darauf geachtet, dass er auf Grund der erhöhten Bewegung auch mehr Kohlehydrate zu sich nahm. Das heißt also: erst einmal wurde ihr Verhalten befremdlich betrachtet, als aber das Verstehen hinzukam, bekam sie sogar Unterstützung. Der diabetische Ehemann war auf Grund seiner akuten Unterzuckerung so aggressiv geworden und konnte sich auch anschließend nicht mehr an das Ausmaß dieses aggressiven Dilemmas erinnern. Damit möchte ich Ihnen verdeutlichen, wie wichtig es ist, offen mit einer Erkrankung, Ihren eigenen Verhaltensweisen und dem ganzen Therapieplan umzugehen.

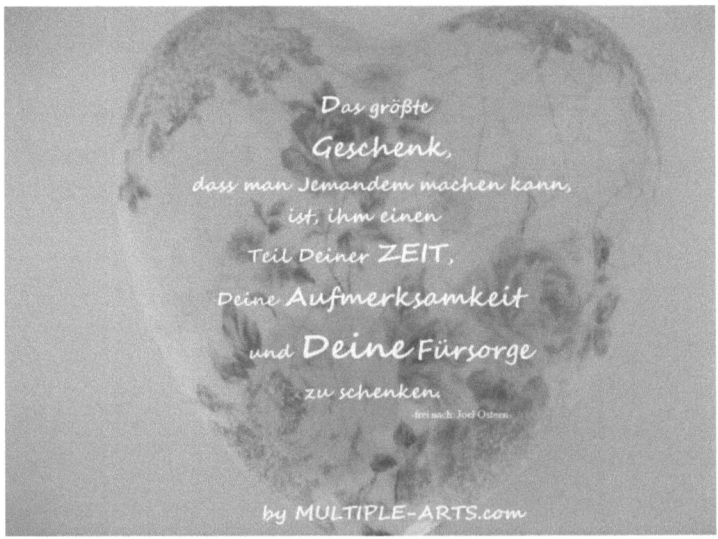

Hilfe für Angehörige

1) Vorwort

Angehörige können die Belastungen durch die Depression besser ertragen, wenn sie sich selbst auch etwas Gutes tun, für seelischen Ausgleich sorgen und eigene Bedürfnisse nicht vernachlässigen. Es ist besonders wichtig, sich mit Freunden auszutauschen und eigene Hobbies zu pflegen. Außerdem gibt es Selbsthilfe- oder Angehörigen-Gruppen, oder auch eine umfassende und sachgerechte Unterstützung und Beratung durch Fachpersonen. (Zum Beispiel Psychotherapeuten, die dann auch weitere Rat gebende Stellen nennen können). Viele Familien stürzen durch einen depressiven Hauptverdiener auch in ein finanzielles Chaos. Wenden Sie sich dafür auf jeden Fall auch an Ihren Arzt, der Ihnen entsprechende Anlaufstellen nennen kann und informieren Sie sich im Internet (Links am Ende des Buches.).

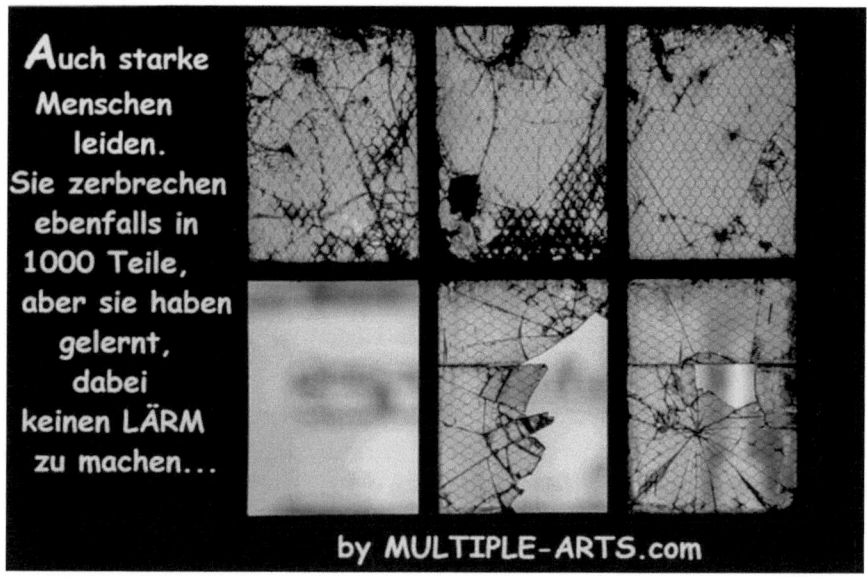

Wenn Sie Angehöriger eines Krebskranken; MS'lers oder anders chronisch Kranken sind, werden Sie automatisch eine sehr wichtige Stütze für den Betroffenen. Vermutlich werden Sie, besonders bei Diagnosestellung, den Kranken und seine Krankheit ins Zentrum des Interesses stellen, sich sorgen und versuchen, alles irgendwie GUT zu machen. Aber womöglich stellen Sie Ihre eigenen Bedürfnisse zurück und/oder Sie vermeiden es über Ihre eigenen Probleme zu sprechen. Denn verglichen mit der Erkrankung Ihres Partners/Angehörigen erscheinen Ihnen Ihre Schwierigkeiten meist unbedeutend. Das ist sehr verständlich und gerade deshalb finden Sie es vielleicht unangebracht darüber zu reden. **Aber es ist gerade aus dem Grund, dass Sie selbst stark und in der Balance bleiben können, sehr wichtig, dass Sie an sich und Ihre eigenen Interessen denken.** Das wiederhole ich hier auch immer wieder, um es Ihnen deutlich zu machen. Sie können nur helfen, wenn es Ihnen selbst auch gut geht.

Die Probleme, Gedanken und Gefühle, mit denen sich Angehörige auseinandersetzen müssen, sind ENORM und sehr belastend. Es ist deshalb notwendig, dass Sie lernen, das veränderte Leben zu bewältigen.

Depression ist eine echte Gemütskrankheit. Die Kranken können sich selbst nicht davon befreien. Meist fühlen sie sich niedergeschlagen, bedrückt, sind motivations- und perspektivlos, ohne besondere Gründe dafür nennen zu können.

Jemand der an einer Depression erkrankt ist, erlebt sich als hoffnungs- und hilflos, er empfindet eine innere Leere, hat Angst und ist verzweifelt. Manche Menschen fühlen sich wie versteinert und sind nicht mehr in der Lage, überhaupt Gefühle empfinden zu können.

Weitere Anzeichen: Depressive Menschen haben Mühe, sich zu konzentrieren, fühlen sich leer und schlapp, sind gereizt oder sehr sensibel, sind emotionslos, fühlen sich körperlich unwohl oder verlieren ihren Appetit. Oft halten sich die Betroffenen selbst für Versager. Schließlich, so meinen sie, sei all das „nur psychisch" bedingt. Doch: wer unter Depressionen leidet, ist krank und braucht wirklich intensive Behandlung.

Depressive haben oft das Gefühl,

- dass sie etwas VERLOREN haben (den Partner, Arbeitsplatz, Anerkennung, Leistungsfähigkeit und Vieles mehr)
- dass sie keine Lösung finden können und betrachten die Lage als völlig hoffnungslos
- dass man sie ablehnen und gar verurteilen würde
- dass man Erwartungen an sie hätte, die sie nicht erfüllen können (das macht traurig und frustriert)
- dass sie selbst kleine Aufgaben nicht mehr bewältigen können (selbst der Gedanke daran erschöpft sie)
- dass eine zentnerschwere Last auf ihnen ruht

Depressive ...

- möchten morgens liegen bleiben, da sie nicht die Kraft zum Aufstehen haben und ihnen die morgendliche Routine als nicht zu bewältigender Kraftakt erscheint
- geben ihre geliebten Hobbies auf (auch wenn sie vorher enormen Spaß daran hatten – nun fehlt ihnen jegliche Freude daran)
- ziehen sich zurück, kapseln sich ab....
- sind antriebslos, energielos und leiden unter Erschöpfungszuständen (eventuell auch unter Fatigue)
- empfinden sich oft als Belastung und schämen sich dafür
- Ihnen ist alles zu viel, sie brauchen für alles länger und schieben auch deshalb gerne etwas auf

> **Depression ist quasi eine körperliche Lähmung!**

Egal um welche chronische – das heißt ANHALTENDE – Erkrankung es sich handelt: die Patienten haben oft eine Odyssee an Untersuchungen, Therapien, Arztbesuchen und Diagnosen hinter sich und haben dabei viel ihrer Energie und Kraft, sowie NERVEN gelassen. Vermutlich wurde in dieser Phase von Ihnen als Angehöriger schon viel Unterstützung eingefordert und benötigt. Irgendwann ist deshalb im Normalfall bei beiden „Parteien" der Wunsch nach NORMALITÄT da. Beide sind froh, dass die ersten Hürden vielleicht geschafft sind und sehnen sich danach, wieder in ihren ihnen bekannten und vertrauten Alltag zurückkehren zu können. Man möchte wieder alte Gewohnheiten aufnehmen und wieder von neuem „ankommen".

Und nun kommt das große Problem: die Erschöpfung und/oder Depression erschwert diesen Prozess der Rückkehr zur Normalität erheblich oder macht ihn gar unmöglich. JETZT nehmen spätestens alle aus dem nahen Umfeld die Veränderungen wahr. Dies kann sich darin äußern, dass der Patient mehr Ruhe braucht, schneller erschöpft ist und somit an manchen Aktivitäten gar nicht mehr oder nur eingeschränkt teilnehmen kann.

Somit ändert sich nicht nur das Leben der „Familie", sondern es ändert sich Vieles im Umfeld. Ich habe das selbst mit meiner Fatigue erleben müssen, die sehr plötzlich in ihrer Heftigkeit in mein Leben eintrat und ich einfach für einige „Freunde" nicht mehr die „Heike" war, die sie kannten (und schätzten). Das hat zu vielen Irrungen, Missverständnissen, zu Unverständnis und Verletzungen geführt. Diese Zeit war sowohl für mich, als auch für meinen Mann als Angehöriger sehr schwer. Wir mussten lernen, mit diesen Verhaltensweisen umzugehen, wir mussten lernen, diese bittere Realität anzunehmen und mussten uns völlig neu strukturieren. Wir haben aber auch viele sehr positive Erfahrungen gemacht und diese haben uns getragen... Leicht war diese Zeit der Umstellung und Neu-Orientierung nicht. Aber wir wurden stärker, selbstbewusster und haben zueinander und vor allem auch gemeinsam ZU meiner schrecklichen Fatigue und den daraus resultierenden Veränderungen gestanden. Viele Menschen hat unsere gesundheitliche Krise scheinbar überfordert - diese Zeit war nicht nur für uns, sondern auch für unsere komplette Familie und unsere Freunde, selbst für Kollegen, fast wie ein Prüfstand. Man muss lernen, sich und auch die Beziehung womöglich neu zu definieren. Und man muss lernen, Enttäuschungen zu ertragen. Aber es ist einfach so, dass zu den Phasen der „allmählichen Anpassung" und Erprobung der neuen Veränderungen und Gegebenheiten, nun auch Fehlentwicklungen, Enttäuschungen und Rückschläge gehören. Das ist das Leben!

Betroffene berichten immer wieder, dass es besonders in dieser ersten Phase so wichtig ist, offen mit den Einschränkungen umzugehen. Wie ich bereits erwähnte: begreifen können Außenstehende das ganze Ausmaß sicherlich sowieso nie, aber ansatzweise verstehen können sie es nur, wenn man ihnen mit Offenheit begegnet.

Das Gespräch mit dem Partner, der Familie und auch den Freunden zu suchen, ist immens wichtig. Nur so kann man auch seine eigenen Bedürfnisse mitteilen – dies gilt für den Betroffenen ebenso, wie für seinen Partner. Denn immer geht es auch um Erwartungen und wir alle kennen das Gefühl von einer „Erwartung" enttäuscht worden zu sein. Um im Vorfeld schon manch eine Erwartungshaltung klein zu halten, müssen Sie sich äußern und den Anderen genau erläutern, wie es Ihnen geht, welche Einschränkungen Sie haben und dass es auch für Sie schlimm ist. Die Gefühle, die Sie begleiten, dürfen Sie ruhig ebenfalls äußern, denn so wirken Sie noch authentischer. Und sobald spürbare Emotionen im Spiel des Beziehungsgeflechtes sind, verankert sich auch beim Gegenüber das Problem klarer und vor allem verständnisvoller.

Wenn man offen mit allem umgeht, kann man eher Missverständnisse und Unverständnis vermeiden. Dies gilt für den Partner und das Umfeld gleichermaßen. Als Partner/Angehöriger muss man sich auch auf die Äußerungen des Betroffenen verlassen können – Ehrlichkeit ist hier die Grundvoraussetzung.

Ein Code-Wort bei speziellen Symptomen, wie beispielsweise einer anfallsartigen Fatigue, zu benutzen ist ebenfalls sehr sinnvoll. So weiß der Partner gleich, dass der Betroffene gerade „außer Kraft gesetzt" ist und kann sowohl Rücksicht nehmen, als auch Hilfestellungen anbieten. Nur mit Offenheit und Ehrlichkeit lassen sich die Probleme GEMEINSAM bewältigen.

Wichtig ist für Angehörige/Partner aber immer, dass sie auf ihre eigenen Bedürfnisse Rücksicht nehmen. Überfordern Sie sich nicht in Ihrer Hilfsbereitschaft und bitte scheuen auch Sie sich als Angehöriger nicht, professionelle Hilfe in Anspruch zu nehmen. Es gibt sowohl die Möglichkeit von Einzeltherapien, als auch über Eheberatungen/Therapien und Familientherapien.

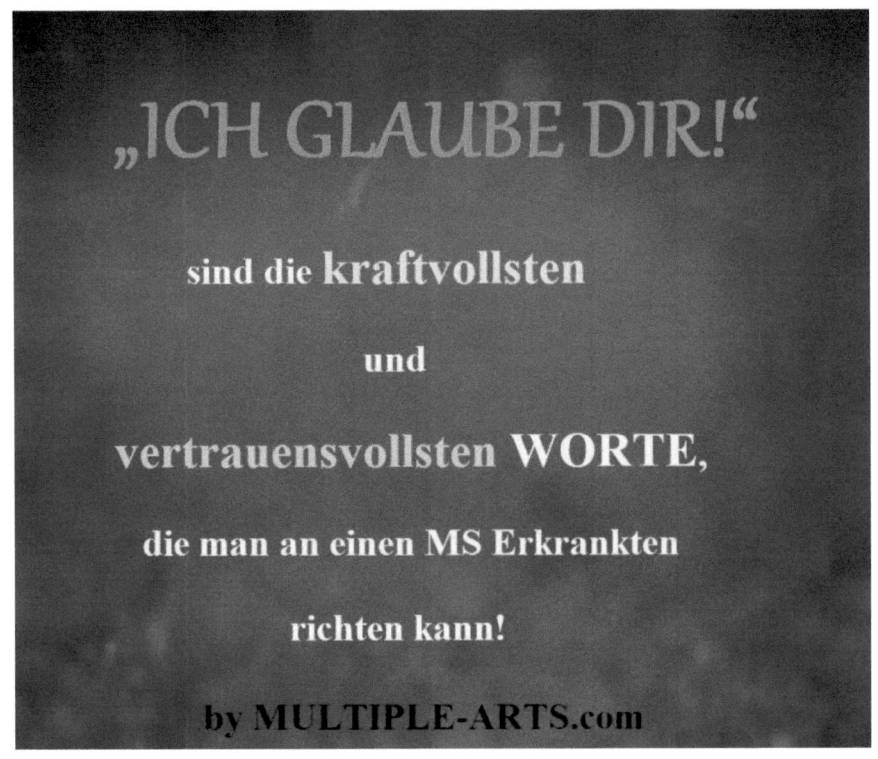

2) Tipps für Angehörige:

Für Sie als direkter Angehöriger wird es nun schwierig, denn Sie sind zum einen als vertraute Bezugsperson gefordert, die helfen will und soll. Zum anderen sind Sie selbst körperlich und seelisch von der neuen Situation stark betroffen. Es stürmen viele neue und unbekannte Dinge, Situationen, Gefühle und medizinische Fachausdrücke auf Sie ein. Zugleich werden Ihnen vermutlich ungewohnte, bisher vielleicht nicht gekannte Gedanken und Emotionen hochkommen. Plötzlich finden Sie sich mitten in Aufgabengebieten wieder, die Sie bislang nicht kannten. Hinzu kommt die Doppel- und Mehrfachbelastung von Beruf, Familie und gesellschaftlichem Leben – dies gilt es alles ebenso und gleichzeitig zu bewältigen. Das alles kann Sie sehr belasten, überbeanspruchen und schlicht und ergreifend überfordern. Und nicht jeder bekommt Hilfe von Freunden oder anderen Angehörigen und hat dann das Gefühl, dies alles alleine stemmen zu müssen.

Nehmen Sie deshalb gegebenenfalls, auch das wiederhole ich gerne, professionelle Hilfe in Anspruch. Wenn Sie gute Freunde haben, mit denen Sie über all das Neue reden können – tun Sie es. Sprechen Sie sich aus, sortieren Sie Ihre Gedanken. Denn ganz typisch ist gerade in einer Paar-Beziehung, dass der eine Partner den anderen nicht mit seinen Sorgen (noch zusätzlich) belasten möchte. Das ist verständlich und teilweise auch gut so, aber Offenheit unter den Partnern, auch das Äußern von Sorgen, Bedenken und Ängsten ist wichtig. Das mag mit einem schwer depressiven Partner nur bedingt gelingen, aber versuchen Sie es. Es gibt vielleicht Momente am Tag, an denen er „ansprechbar" und aufnahmefähig ist.

Bei Freunden und Angehörigen werden Sie die unterschiedlichsten Reaktionen kennenlernen. Gerade bei der Diagnose „Krebs" hat jeder etwas zu berichten und jeder kennt jemanden, der auch Krebs hat. Dieses Wort ist emotional HOCH besetzt und es ist möglich, dass sich der ein oder andere Gesprächspartner so heftig oder auch „aussichtslos" äußert, dass Ihnen „angst und bange" wird. Es ist schwer, sich davon zu distanzieren. Ebenso verhält es sich umgekehrt, wenn die eigenen Sorgen abgetan werden: „Ach Krebs ist doch heilbar, stell Dich nicht so an! Das wird schon wieder!". Solche Sprüche kennen auch wir MS´ler und dies belastet uns oft noch zusätzlich. Mitgefühl ist hier wichtig und ich wünsche Ihnen, dass Sie es erhalten.

Ungebetene Ratschläge werden Sie sich ebenso anhören müssen. Auch davon können wir MS´ler „ein Lied singen" und sich dagegen zu behaupten, oder es einfach nicht zu beachten, ist ein stetiger Lernprozess und nicht einfach.

Bei der Diagnose „Depressionen" werden Sie von Außenstehenden nochmals andere Reaktionen erhalten, denn das Thema Depression ist leider immer noch ein Tabu-Thema. Viele Menschen glauben immer noch, dies sei eine „Einbildung" und man müsse sich nur zusammenreißen, dann ginge es wieder. Hier werden Sie vermutlich noch mehr Selbsstand aufbringen müssen, um sich und Ihren Partner zu schützen. Und ganz besonders hier werden Sie erleben, wer zu Ihnen steht, wer die wirklichen Freunde sind. Denn nicht nur Ihr Partner wird sich auf Grund der Depression verändern, auch Sie selbst werden durch die komplett neue Situation leichte Veränderungen an sich feststellen. Einmal, weil diese Veränderungen eventuell für Ihren Alltag notwendig sind, und dann, weil Sie einer neuen Situation gegenüber stehen und somit völlig neuen Reaktionen.

Fatigue-Patienten kennen dies ebenso. Denn wie auch eine Depression, ist Fatigue erstens noch weniger bekannt und zweitens ebenfalls ein **unsichtbares** Symptom, das man dem Betroffenen nicht ansieht. Hier ist man als Betroffener und als Angehöriger darauf angewiesen, dass die Freunde/Kollegen GLAUBEN, was Sie berichten und sich dann freundlich gesinnt darauf einlassen.

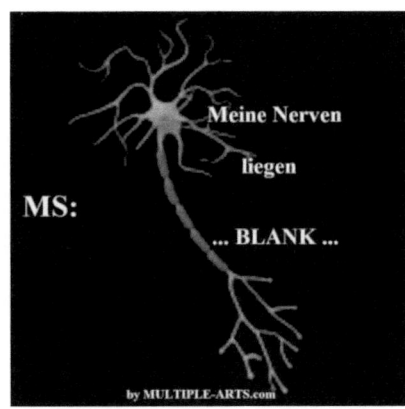

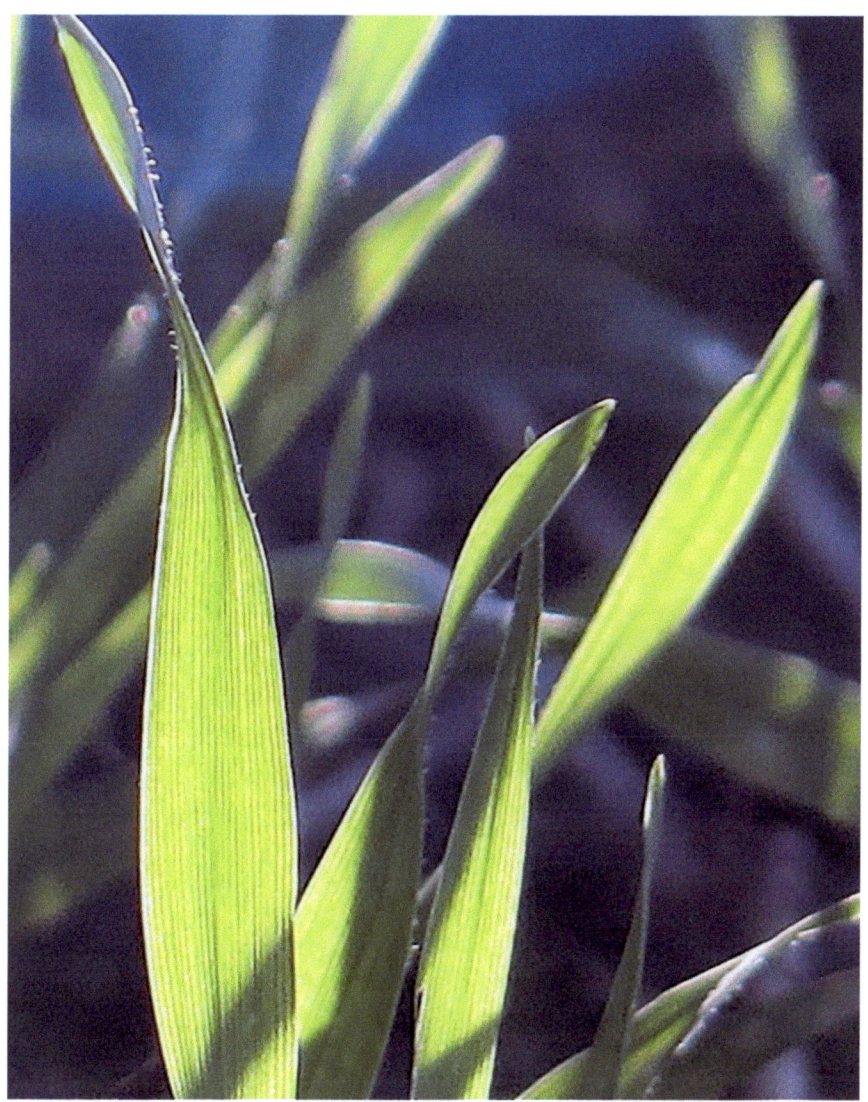
Foto: Norbert Dittmar

Wichtig ist auch, dass Sie sich rundum über die Erkrankung Ihres Angehörigen informieren. Wenn möglich, begleiten Sie ihn anfangs zum Arzt.

Sie haben Rechte:
- ✓ Aufklärung und Beratung
- ✓ Eine zweite ärztliche Meinung
- ✓ Angemessene und qualifizierte Versorgung
- ✓ Selbstbestimmung
- ✓ Vertraulichkeit
- ✓ Freie Arztwahl
- ✓ Offenlegung Ihrer Patientenakte
- ✓ Dokumentation und Schadenersatz

Weitere Informationen zum Thema Patientenrechte finden Sie auf den Internetseiten www.bmg.bund.de/themen/praevention/patientenrechte.html und www.kbv.de/html/ patientenrechte.php.

Auf der Seite des Patientenbeauftragten www.patientenbeauftragter.de können Sie sich einen Ratgeber für Patientenrechte als barrierefreie pdf-Datei herunterladen. (Quelle: Krebshilfe.de)

Sprechen Sie mit dem entsprechenden Arzt auch darüber, wie sich die einzelnen Therapiemöglichkeiten auf die Lebensqualität auswirken. Dies gilt sowohl für den körperlichen Bereich, als auch für den seelischen und rein praktischen Bereich und Tagesablauf. Viele Betroffene und Angehörige haben einfach ein besseres Gefühl, wenn sie wissen, „um was es geht"! Denn je mehr Sie über die Krankheit, über Behandlungsmethoden, Risiken, Nebenwirkungen und auch die Chancen wissen, desto weniger Angst werden Sie vor der veränderten Lebenssituation haben. So kann aus der Angst, die alle direkt und indirekt lähmt, eine Angst werden, mit der es sich leben lässt.

Wenn beide Partner/Angehörige gleichermaßen gut informiert sind, können Entscheidungen, wie es weitergehen soll, besser und bewusster getroffen werden. So kann man die Krankheit gemeinsam besser aktiv bewältigen. Im besten Fall werden Sie nach einiger Zeit nicht mehr so sehr das Gefühl haben, dass Sie der Krankheit völlig ausgeliefert sind. Das stärkt auch die Beziehung untereinander, denn dann kann endlich wieder etwas Hoffnung aufglimmen und diese Hoffnung wird Sie beide zusammen hoffnungsvoller tragen. So müssen keine unnötigen Energien mehr verschwendet werden, sondern Sie können den Kranken besser unterstützen und der Kranke weiß, dass Sie ihn verstehen und ihn unterstützen möchten. Das schafft einige Missverständnisse schon mal ab.

Leider kommt es im Alltag immer wieder einmal vor, dass für Gespräche zwischen Arzt, Patient und Angehörigen zu wenig Zeit eingeplant wird. Zu den Kernaufgaben jedes Arztes gehören allerdings die Aufklärung und das ärztliche Gespräch. Falls sich der Arzt keine ausreichende Zeit für Sie und den Patienten nimmt, bleiben Sie bitte energisch bei Ihrem Wunsch. Eventuell kann er Ihnen ja auch einen Termin außerhalb der normalen Öffnungszeiten anbieten. Gerade am Anfang einer Diagnose braucht man die Unterstützung des behandelnden Arztes.

Offenheit, Transparenz – das sind die magischen Wörter, die es umzusetzen gilt. Dass dies unter Umständen nicht so einfach ist, liegt aber ebenfalls auf der Hand. Denn nicht jede Beziehung ist so gestaltet, dass absolute Offenheit und auch Vertrauen herrscht. Zu Beginn wird es allen Beteiligten wahrscheinlich schwer fallen, über die jeweiligen Sorgen und Ängste zu sprechen. Das kann wirklich sehr ungewohnt sein und vielleicht müssen Sie erst üben, eine entsprechende Gesprächs-Kultur zu finden. Aber seien Sie mutig und auch hier dürfen Sie sich professionelle Hilfe holen. Manchmal ist es auch einfacher, wenn jeder seine Wünsche, Sorgen und Bedürfnisse aufschreibt und dem anderen vorlegt. Zuvor muss aber abgesprochen werden, dass keine Wertung stattfinden darf. Man muss das, was dem Partner/Angehörigen auf dem Herzen liegt, ernst nehmen. Daraus ergibt sich dann meistens ein Gespräch.

Für den Kranken wird es nicht leicht sein, seine Krankheit anzunehmen. Und Sie selbst möchten sicher ab und zu auch einmal über Ihre eigenen Probleme reden, merken jedoch, dass der Kranke damit Schwierigkeiten hat. Aber denken Sie immer daran, dass es notwendig ist, sich auszutauschen, um die Beziehung liebevoll und respektvoll weiterführen zu können.

Es ist wichtig, als Paar oder auch als Angehöriger eine neue gemeinsame Basis zu finden. Dazu gehört auch, die Bedürfnisse und Grenzen des Kranken zu respektieren – umgekehrt aber ebenso. Sie als Angehöriger dürfen den Blick auf sich selbst nicht verlieren. Dieses Aufeinander Einspielen birgt auch Chancen – vielleicht finden Sie neu zusammen oder Ihre Beziehung gewinnt an Tiefe und Nähe. Lassen Sie sich darauf ein und beobachten Sie in Ruhe, wie sich alles entwickelt.

Ein weiterer wichtiger Aspekt ist, dass zu viele verschiedene Ärzte kontraproduktiv sein könnten („Viele Köche verderben den Brei!"). Deshalb ermuntern Sie Ihren Partner, sich einen Arzt seines Vertrauens herauszusuchen und wählen Sie diesen als Ansprechpartner. Gerade wenn Depressionen behandelt werden, haben doch auch Fachärzte verschiedene Ansätze und Methoden. Es ist sinnvoll, sich auf eine Behandlungsmethode einzulassen und ihr treu zu bleiben, um keine Verwirrung zu stiften. Sie und der Betroffene merken selbst schnell, welche Methode greift und gut tut. Das heißt nicht, dass begleitende Therapien oder Behandlungsansätze, wie auch alternative Heilmethoden, nicht gut wären – im Gegenteil. Aber man muss sich irgendwann entscheiden, damit man auch Frieden schließen kann. Bei MS gibt es mittlerweile zig Medikamente – hier muss jeder mit seinem Neurologen und für sich entscheiden, welches Präparat zu ihm passt, oder ob er ganz auf eine Basistherapie verzichtet. Oft ist der Entscheidungsprozess sehr anstrengend, nervenaufreibend und zermürbend. Wenn man sich dann aber entscheiden hat, kann man gelassener werden. Und auch das heißt nicht, dass man sich wiederum nicht neu entscheiden kann, wenn man merkt, dass es zum Beispiel auf Grund der Nebenwirkungen doch nicht die richtige Entscheidung war. Betroffene und Angehörige sind irgendwann einfach nur erleichtert, wenn die Behandlung endlich beginnt. Beide Parteien werden es so empfinden, dass nun etwas Konkretes gegen die Krankheit unternommen wird. Das schafft Hoffnung. Stellen Sie sich aber trotzdem darauf ein, dass diese Zeit für Sie beide nicht einfach wird, denn gerade bei Depressionen dauert es etwas, bis die Medikamente greifen.

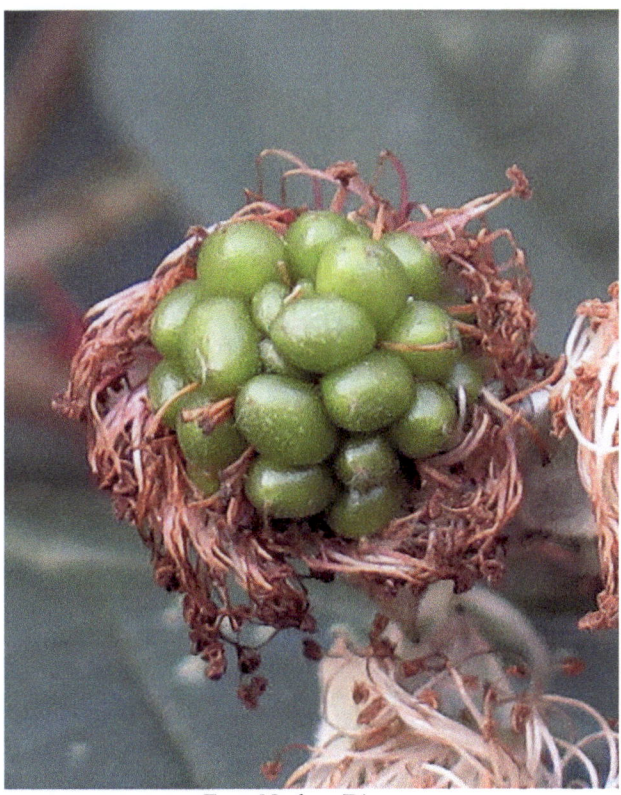

Foto: Norbert Dittmar

Wenn der Kranke eventuell von einem stationären Aufenthalt nach Hause kommt:

Es kann dem Kranken noch eine längere Zeit körperlich und seelisch schlecht gehen. Oft ist es auch schwierig dies auszuhalten, da Sie ihn womöglich nur als Menschen kennen, den Sie bisher stets als gesund, stark und zuverlässig erlebt haben. Wenn Betroffene stationär behandelt wurden, haben sie dort in einem Umfeld gelebt, das wie ein Kokon ist und müssen sich Zuhause erst einmal neu zurechtfinden. Das Gleiche gilt für Sie als Angehörige: den Patienten im Krankenhaus zu besuchen ist etwas anderes, als den Alltag mit ihm zu bestreiten und somit auch Verantwortung zu übernehmen. Dazu kommt, dass Sie nun daheim vielleicht alles Mögliche umorganisieren müssen (Betreuung der Kinder oder Ähnliches). Zur rein körperlichen neuen Belastung kommt nun auch noch die seelische Belastung für Sie dazu – Sie werden sich fragen, ob Sie den Ansprüchen der „Pflege" genügen können, was die Zukunft bringen wird und wie sich Ihr Zusammenleben gestalten wird. Denn Ihre übliche Normalität, Ihr gewohnter Alltag wird nun erst einmal auf den Kopf gestellt.

Erkundigen Sie sich rechtzeitig bei dem behandelnden Arzt, wie Sie dem Kranken am besten helfen können. Und scheuen Sie sich nie, sich an den Hausarzt oder an Beratungsdienste zu wenden, wenn Sie sich überfordert fühlen. Diese Situation ist für alle Parteien neu!

Es kann gerade zu Beginn Zeiten geben, in denen der Kranke müde, gereizt oder gar abweisend ist. Sprechen Sie dann offen mit ihm und fragen Sie ihn nach seinem Befinden und seinen Bedürfnissen. Das aufeinander Einstellen ist nicht einfach und man muss klar regeln, wie sich jeder verhält, verhalten kann und soll, damit Sie sich weiterhin mit Achtung begegnen. Der Betroffene sollte gleich, wie Sie auch, lernen, dass es notwendig ist, einen offenen Austausch zu pflegen, zu dem auch der gegenseitige Wunsch nach „Ruhe" und „Auszeit" gehört.

Alltag

Alles verändert sich mit einer schweren Diagnose wie MS, Krebs oder Depressionen, selbst mit einer Diagnose wie Fatigue. Nichts ist mehr wie es vorher war und es muss sich erst einmal alles neu einspielen. Haben Sie Geduld – mit sich und dem Betroffenen.

Vielleicht überlegen Sie, wenn möglich (je nach Zustand des Betroffenen), wie Sie gemeinsam nun den neuen Alltag meistern könnten. Was kann er weiterhin übernehmen, was ist definitiv nicht mehr möglich? Kann man gewisse Aufgaben staffeln oder langsam steigern? Am besten beziehen Sie ihn bei diesen ganzen Überlegungen mit ein.

Da ein chronisch kranker und depressiver Mensch meistens nicht mehr so belastbar ist wie früher, übernehmen Sie als Angehöriger vielleicht automatisch den größten Teil der (Haus-)Arbeit. Das will aber gut überlegt sein, denn Sie haben ja weiterhin Ihren normalen (Berufs)- Alltag, den sie meistern müssen. Kein Wunder also, wenn Sie dadurch oft unter Stress geraten. Deshalb übertreiben Sie BITTE Ihre Anstrengungen nicht. Das nutzt nämlich weder Ihnen noch dem Kranken! Ein ausgewogenes Miteinander und Absprachen – das sind die Basis für adäquates und sinnvolles Handeln - in Achtsamkeit.

Es findet womöglich eine völlig neue Rollenverteilung statt. Auch das sollte Ihnen als Angehöriger bewusst werden und jeder wird Zeit brauchen, sich in seine neue Rolle einzufinden. Aufgaben müssen neu verteilt werden und zwar so, dass weder der Kranke noch Sie selbst überfordert sind – gleichzeitig aber muss der Betroffene auch gefordert werden. Dies ist eine sehr schwierige Gratwanderung. Am Anfang reicht es dem Kranken sicherlich schon, wenn er sich gedanklich und gefühlsmäßig beteiligen und einbringen kann.

Beziehen Sie ihn möglichst mit ein und fragen Sie ihn nach seinen Ideen, Vorstellungen und Ratschlägen. Es ist eine schwieriges Unterfangen, dem Betroffenen einerseits zu signalisieren, dass man „alles im Griff" hat, er sich geborgen und aufgehoben fühlen kann und ihn andererseits nicht zu bevormunden. Sollte der Kranke beispielsweise bislang der „Koch" der Familie gewesen sein, fragen Sie ihn nach seinen Essenswünschen und Rezepten um Rat. Das gibt ihm das Gefühl, dass er nicht überflüssig ist und gebraucht wird. Je nach Verfassung kann man den Betroffenen hier ebenfalls mit einbeziehen. Vielleicht kann er kein ganzes Essen mehr vorbereiten und kochen, aber er könnte beispielsweise Gemüse klein schneiden, oder den Salat vorbereiten. Dieses gemeinsame Tun kann für Sie beide etwas Schönes haben, aber es kann natürlich auch nerven, da Sie es nicht gewohnt sind. Das Mittelmaß herauszufinden ist sicherlich eine der schwersten Aufgaben am Anfang. Ebenso schwierig wird die Gratwanderung zwischen Ihrem Bedürfnis nach Verwöhnen und dem sinnvollen Miteinander werden. Auch das ist ein Thema, das Sie ansprechen sollten. Sehen Sie nicht alles mit der rosaroten Brille und dass alles gut wird, wenn Sie nur funktionieren, sondern stellen Sie sich auch auf Rückschläge ein. Das Zusammenleben mit einem schwer Depressiven kann auch für Sie zur Hölle werden.

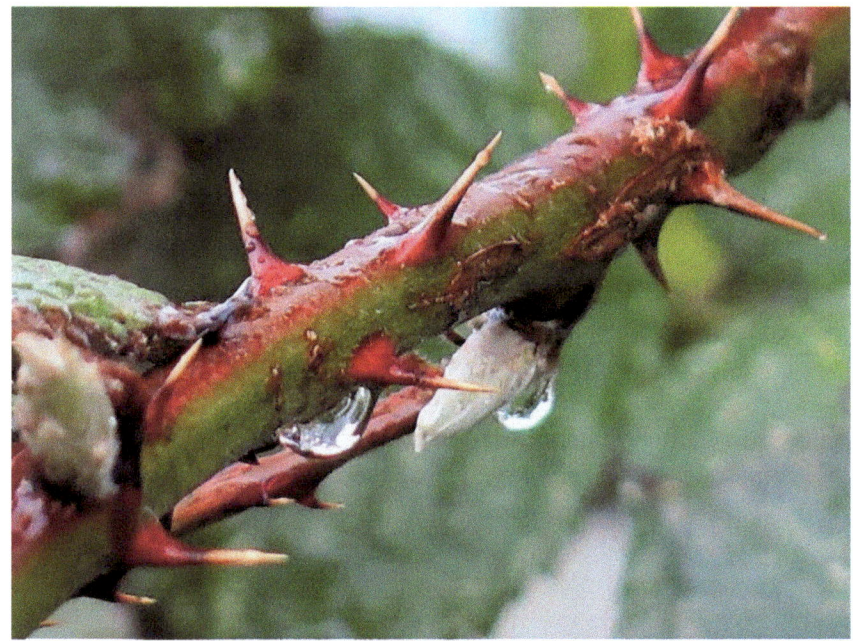

Foto: Norbert Dittmar

Alltag mit MS UND Depressionen / Fatigue

Auch wenn ich hier wieder die „MS" als Krankheit auswähle – das Geschriebene ist übertragbar auf jede andere chronische Erkrankung.

Unser Alltag ist so oder so nicht einfach. Selbst Gesunde stöhnen und klagen über ihren Alltag und den Stress im Allgemeinen. Menschen mit Beeinträchtigungen müssen noch einmal ganz anders hantieren – sie müssen ihren Alltag wohlüberlegt planen und organisieren.

Je nach Verlauf und je nach Ausprägung der „tausend Gesichter" der MS wird sich auch der jeweilige Alltag gestalten und doppelt Betroffene müssen ihr Leben entweder teilweise oder auch ganz diesen Symptomen und Handicaps anpassen. Auch wenn wir nicht möchten, dass wir uns anpassen müssen – wenn wir ehrlich sind, bleibt uns oft nichts anderes übrig. Das heißt nicht, dass wir die MS dominieren lassen – das gönnen wir ihr nicht, aber gegen sie anzukämpfen und heroisch zu behaupten, man lebe nicht mit der MS, sondern die MS mit uns – das ist zwar ein beliebter Satz, der aber seine Grenzen immer dann erfährt, wenn wir durch entsprechende Symptome ausgebremst WERDEN. Eine optimistische Grundeinstellung zu einer chronischen Erkrankung ist immer wichtig. Das habe ich in meinen Büchern immer wieder beschrieben.

In meinem Buch „Alltags-Tipps bei Multiple Sklerose" geht es hauptsächlich um die BEWÄLTIGUNG des Alltags! Das Buch ist in verschiedene Bereiche untergliedert – so, wie es viele unterschiedliche Bereiche auch im Leben gibt. Dort finden Sie ganz praktische Tipps – auch für andere chronische Krankheiten und körperlich Behinderte. Nun kommt aber womöglich zur Grunderkrankung noch die Depression hinzu und es liegt auf der Hand, dass dies zu einer noch größeren Form der Bewältigung führt. Denn einige der Tipps müssten abgewandelt werden, damit sie ein Depressiver so handhaben kann. Sie sehen also, dass dies ein schwieriges Thema ist. Sie müssen Rücksicht auf die körperlichen UND psychischen Beeinträchtigungen nehmen – ein Kraft- und Balanceakt. Für Betroffene und Angehörige.

Zu bedenken gilt aber auch, dass Betroffene oft nicht häufig genug um Hilfe bitten möchten und trotzdem auf sie angewiesen sind. Schwierig und nicht immer mit Gesprächen machbar.

Sexualität:

Dies ist ein Thema, das für Sie als Partner eines Depressiven und Chronisch-Neu-Erkrankten neue Dimensionen annimmt. In der Regel lässt die Libido allein auf Grund der Depression nach – die Lust verschwindet und auch die Potenz. Auch durch einige Medikamente, beziehungsweise ihre Nebenwirkungen, wird an Sex erst einmal kaum zu denken sein. Aber Intimität ist mehr als Sex. Darüber habe ich ausführlich in meinem Buch „SEXUALITÄT – Tipps für chronisch Kranke" geschrieben und die Hauptformel heißt auch hier: Reden Sie gemeinsam über dieses Thema. Nur so kann man Vorwürfen, Kritik und auch Missverständnissen, die verletzen können, aus dem Weg gehen. Vielleicht hat der Kranke im Moment auch einfach kein Bedürfnis nach Sex, aber sehnt sich eventuell umso mehr nach körperlicher Nähe und Zärtlichkeit.

Zeigen Sie ihm deshalb Ihre Liebe und Zuneigung, und geben Sie ihm das Gefühl der Geborgenheit. Schuldzuweisungen wären hier völlig unangebracht, da sie die Depression eher noch verstärken. Dass Sie als Gesunder natürlich trotzdem Ihre eigenen sexuellen Bedürfnisse haben, ist ebenfalls nur natürlich.

Also möchte ich hier an dieser Stelle meine Leser ermuntern und ermutigen, sich der Symptomatik des Tabu-Themas Sexualität gerne mit viel Humor zu nähern und auch im Bett über die ein oder andere Panne herzhaft mit dem Partner zu lachen. Das entspannt, löst den Knoten der momentanen Schwierigkeit und macht Mut und birgt eine sehr große Chance: die Chance auf Veränderung und vor allem auf NÄHE. Kommunikation und Zärtlichkeit kann man so auch als „Therapie" einsetzen.

Denn sowohl Intimität, als auch Sexualität tragen einen wichtigen Teil zur Verbesserung der Beziehung und Lebensqualität bei. Für das Funktionieren einer lebendigen Beziehung können diese Faktoren überaus wichtig sein und die Beziehung am „Laufen halten".

Der erste Schritt ist das Eingeständnis, dass die Krankheit Probleme im gemeinsamen Sexualleben verursacht. Wichtig ist es, die eigenen Bedürfnisse zu kennen und mit dem Partner offen über sie zu sprechen. Die ersten Fragen lauten: Was tut mir gut? (zum Beispiel eher ein Gespräch oder eine Umarmung?). Was kann mein Körper (noch)? Wie kommt er mit den veränderten Bedingungen zurecht? Der Schlüssel zu all den Fragen ist tatsächlich immer wieder das Kommunizieren!

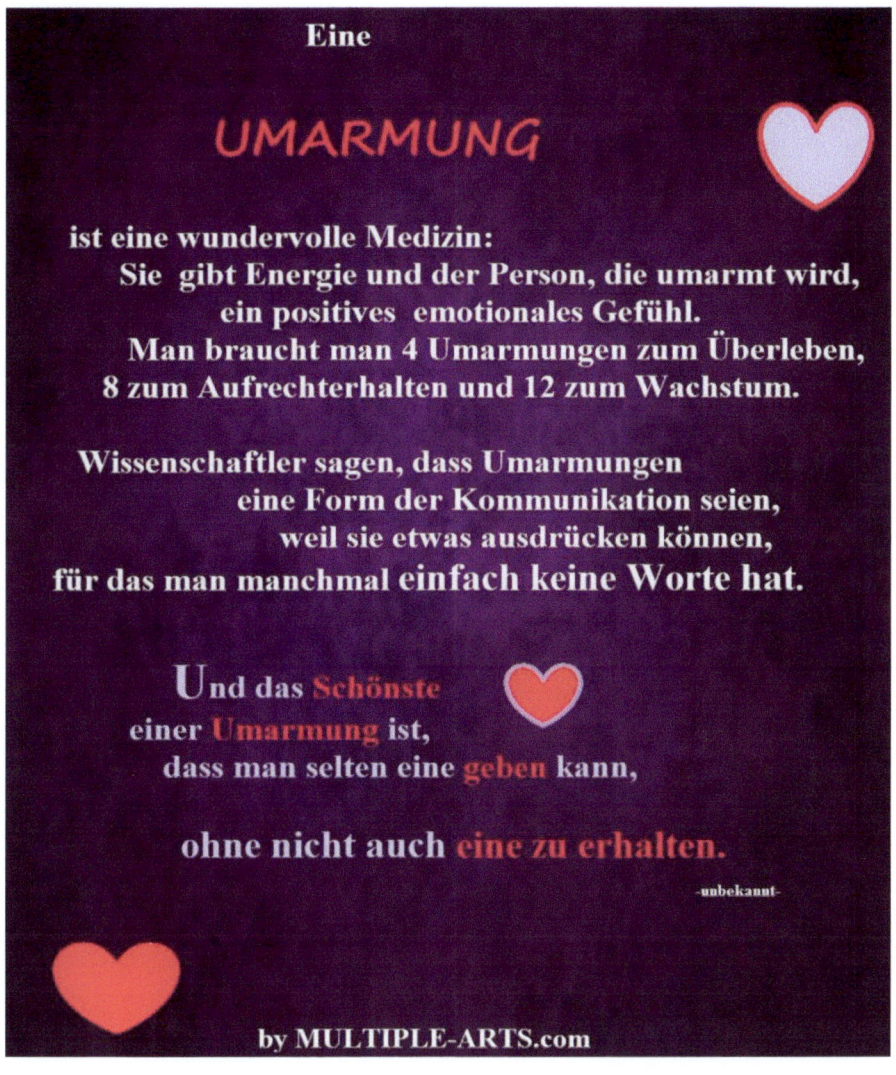

ANGST:

Wie bereits erwähnt, werden sich die Gedanken und Gefühle der kompletten Familie samt Freunden für sehr lange Zeit sehr stark um die Erkrankung drehen. Je nachdem wie die Behandlung und die Krankheit verlaufen, wird Ihre eigene Stimmung variieren und selbst schwanken. Die Ängste werden vielfältig sein: Angst um den Betroffenen, Zukunftsangst, Angst um die Beziehung und allgemeine vielfältige Angst. Der Betroffene wiederum ist ja ebenfalls von Ängsten umgeben – er fürchtet sich eventuell davor, leiden zu müssen oder Schmerzen zu haben, oder er macht sich Sorgen darüber, wie die Familie mit seiner Beeinträchtigung zurechtkommt. Deshalb ist es so wichtig, seine eigenen Ängste zuzulassen und vor allem offen über sie zu sprechen. Denn je offener Sie miteinander und mit Ihren Gedanken, Sorgen und Emotionen umgehen, desto weniger werden Sie sich durch Ihre Ängste gegenseitig blockieren. Dies bedeutet nämlich auch, dass Sie beide nicht Ihre schwache Energie dafür aufbringen müssen, dem anderen etwas „vorzumachen" – das kostet Kraft und ist unehrlich und das ist in solch einer Situation auf Dauer nicht hilfreich.

Weinen und lachen Sie gemeinsam – nutzen Sie diese Emotionen als Ventil für die Seele. Es ist tröstlich, wenn man unter Partnern gemeinsam weinen kann. Auch Ihre Kinder dürfen Sie weinen sehen. Das gehört zum Leben einfach dazu.

Und Sie brauchen Ihre Kraft, Sie müssen dafür sorgen, dass auch SIE immer wieder Ihre Batterie aufladen können. Schaffen Sie sich in Absprache mit dem Betroffenen deshalb Auszeiten.

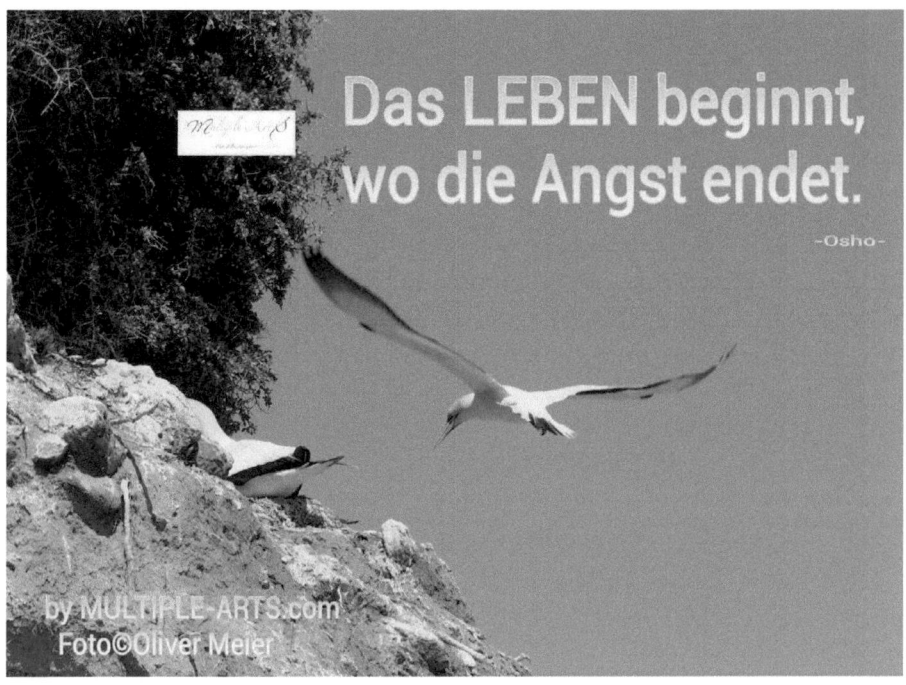

Eine Erklärung zu „Angst":

Prinzipiell ist die Fähigkeit, Angst zu empfinden, angeboren und ein lebensnotwendiges Schutz-Gefühl, da es uns alarmiert, wenn Gefahr droht. Solange wir gut mit der Angst umgehen können, sie als Hilfsmittel betrachten und sinnbringend einsetzen, ist Angst gut für uns. Zum Problem wird sie dann, wenn diese Angstgefühle krankhaft werden. Das kann so weit gehen, dass die Angst an sich die Bedrohung darstellt. Ein Teufelskreis, denn die Betroffenen verharren in ihrer Furcht und bauen sich so ein Gefängnis, aus dem sie meist ohne professionelle Hilfe nicht mehr herausfinden.

Körperlich gesehen ist der Körper bei Angst in Alarmbereitschaft mit erhöhtem Herzschlag, Verkrampfungen, Anspannung und einem Gefühl von Panik, dass uns den „Magen umdreht", oder den „Hals zuschnürt"! Angst meldet uns Gefahr und der Körper reagiert – er will flüchten oder verharrt in Angst. Der Blutdruck steigt an und die Blutgefäße der Haut (und inneren Organe) verengen sich, unsere Muskeln spannen sich an („Fluchtbereitschaft!"), wir atmen schneller (eventuell auch hektisch), die Pupillen weiten sich, die Energiereserven werden angezapft und die Körpertemperatur steigt – wir schwitzen mit kaltem Schweiß. Uns wird schwindelig, wir bekommen schlecht Luft, haben zittrige und weiche Knie, Blasen- oder Stuhldrang, müssen weinen oder hysterisch lachen und können nicht mehr klar denken, haben Ohrensausen oder Sehstörungen bis hin zu Taubheitsgefühlen in den Gliedmaßen. Insgesamt sind wir nervös und in Alarmbereitschaft.

Im Umkehrschluss, wenn wir uns nicht beruhigen, kommt nun das Parasympathische Nervensystem zum Vorschein und wirkt all dem entgegen oder es passiert alles gleichzeitig. Daran sieht man, WIE sehr unser Körper direkt auf Angst reagiert und deshalb ist übertrieben oder übersteigerte Angst ein behandlungsbedürftiges Syndrom.

Auf psychischer Ebene bedeutet Angst, dass wir uns immer weniger zutrauen und somit in die Spirale der immer größer werdenden Angst kommen (bis hin zu der „Angst vor der Angst") und somit auch keine Erfolgserlebnisse mehr haben, die uns motivieren könnten. Ein tragischer Zustand, der entweder zur Depression führen kann, oder auch innerhalb der Depression ausgelöst wird – oder sich gegenseitig bedingt.

Prinzipiell ist es so, dass wir bei körperlicher und/oder seelischer Belastung noch mit Angst reagieren, wir dann mit einer erhöhten Alarm/Stress-Reaktion reagieren. Da übersteigerte Angst ein „erlerntes" Verhalten ist, kann man auch wieder ent-lernen, aber dafür bedarf es professioneller Hilfe. Und auch diese kranhafte Angst gilt es ernst zu nehmen und nicht abwertend abzutun.

So einfach ist es nicht immer, aber mit einer leichten Angst kann man sich dies vor Augen halten.

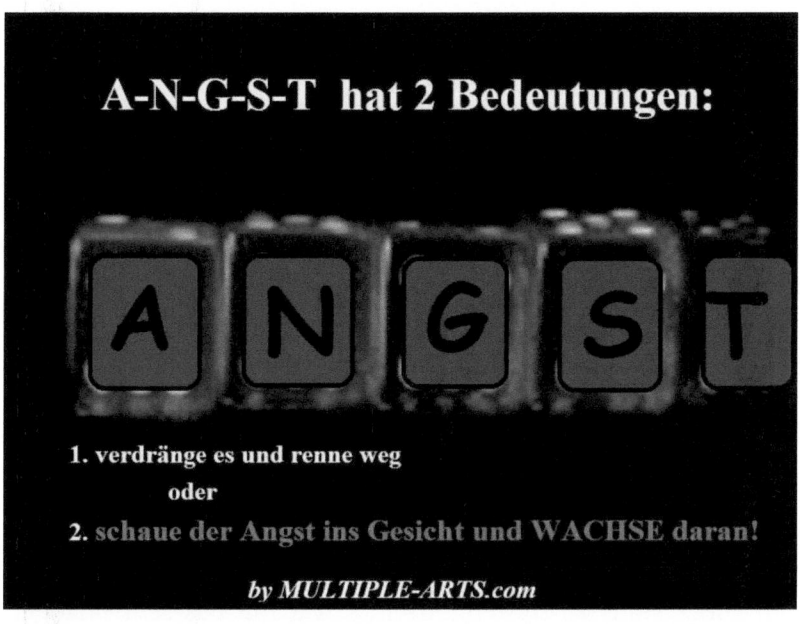

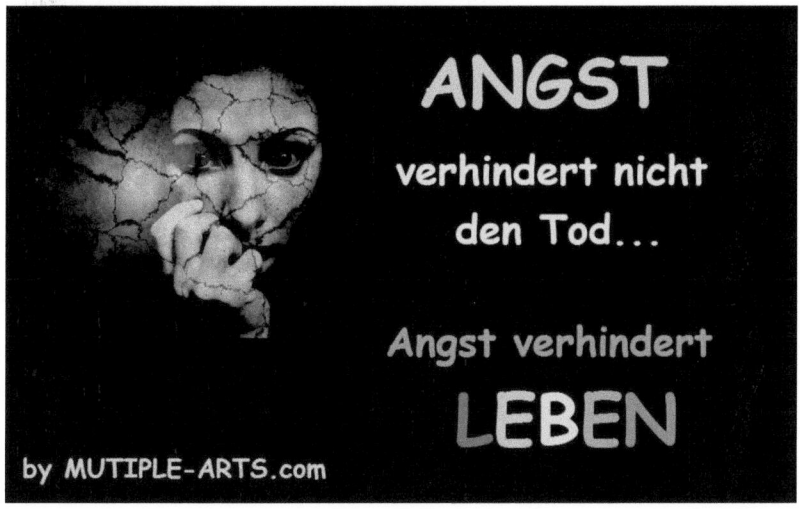

Freunde:

Um sich Auszeiten zu gönnen, auf andere Gedanken zu kommen und sich abzulenken, werden Sie mit Sicherheit auch ab und an einmal der Hilfe von guten Freunden bedürfen. Klären Sie, falls es um „Anwesenheit" oder Pflege geht aber unbedingt mit dem Betroffenen ab, wer ihm in der Zeit Ihrer Abwesenheit zur Seite stehen darf.

Umgekehrt teilen Sie Ihren Freunden am besten genau mit, was der Kranke braucht, oder was Sie von Ihnen erwarten, denn sie können es nicht wissen oder ahnen. Sie möchten sicherlich helfen, aber wissen nicht wie.

Ich habe meinen Freundinnen beispielsweise erklärt, dass es mir helfen würde, wenn sie mich zu meiner Entlastung irgendwo hinfahren würden, weil ich die Konzentration des Hin- und Zurückfahrens PLUS das Ereignis erleben beispielsweise nicht schaffe. Somit kann ich einen Shopping-Ausflug genießen, weil ich auf der Fahrt jeweils entspannen kann und mich um nichts kümmern muss. Solche klare Erklärungen helfen den Freunden sich selbst zu orientieren. Eine Zeitlang hatte ich auch auf Grund meiner schweren Fatigue Probleme mich außer Haus zu treffen. Anfangs war mir das sehr unangenehm, weil viele Freunde somit recht weite Strecken auf sich nehmen mussten. Was ich dabei aber nicht bedachte, und was mir meine damalige Therapeutin erklärte: Freunde MÖCHTEN helfen und wenn die Hilfe darin besteht, dass sie zu mir kommen, um mich zu entlasten, dann fühlen auch sie sich gut. So gesehen macht es wirklich Sinn, sich deutlich auszudrücken und in eine echte Kommunikation mit den Freunden zu treten. Und auch hier hilft es offen zu sein. Fragen Sie Ihre Freunde, ob es sie nervt, wenn Sie von Ihren Probleme erzählen und es sich immer nur um das gleiche Thema dreht.

Denn auch hier ist es die Gratwanderung, das Verhältnis zwischen zu viel und zu wenig, was die Erträglichkeit innerhalb eines Beziehungsgeflechtes ausmacht.

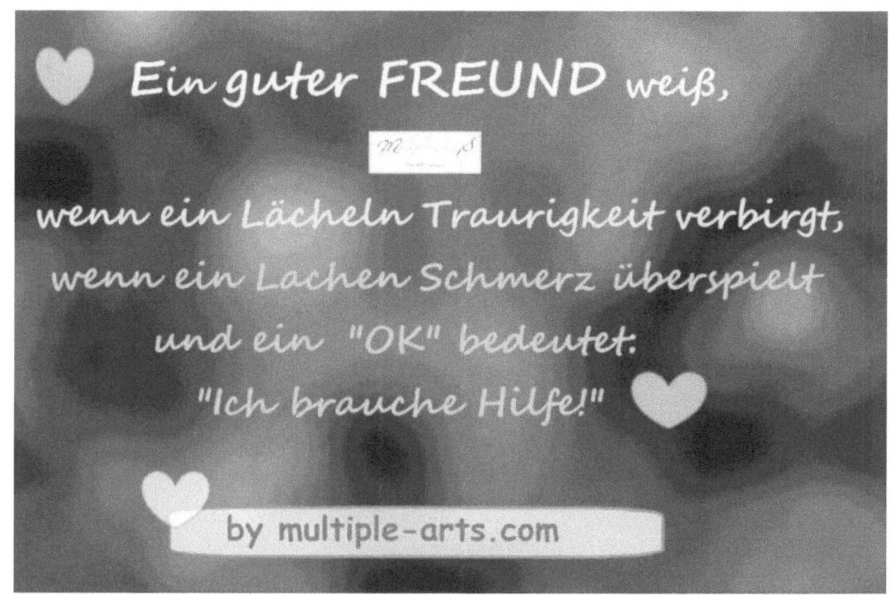

Ebenfalls darf man nicht vergessen, dass sich viele Außenstehenden schlicht und ergreifend mit solchen Themen überfordert fühlen. Krankheiten an sich scheinen etwas Abstoßendes zu haben, etwas Angst einflößendes und manche Menschen meinen, wenn sie sich davon fernhalten würden, würde es sie auch nicht betreffen und weniger belasten. Das ist vielleicht eine Art Schutz-Mechanismus, aber er hilft Ihnen so überhaupt nicht weiter. Deswegen ist es wirklich wichtig, in Kommunikation mit Freunden, Nachbarn und Kollegen zu treten, um solche Missverständnisse klären zu können.

Und wie schon erwähnt werden Sie nun merken, wer zu Ihnen und ihrem Partner steht. Sie werden Kurioses, Trauriges und Wunderbares erleben. Aber gehen Sie IHREN Weg, denn es ist Ihr Leben.

Hilfe annehmen:

Es ist wichtig, dass Sie lernen, Hilfe anzunehmen. Ich weiß aus eigener Erfahrung als MS`ler, dass dies nicht einfach ist – vor allem, wenn man jahrzehntelang vor Kraft und Energie strotzend alles gemeistert hat. Sich einzugestehen, dass man Hilfe braucht kann schwierig sein. Um aber Ihre Kräfte als Angehöriger zu sparen und um diese sinnbringend dem Betroffenen und sich selbst zu Gute kommen zu lassen, ist es notwendig, Hilfsangebote anzunehmen. Sei es ein Einkauf, den eine Nachbarin oder Freunde für Sie mit übernehmen, seien es bürokratische Dinge, die jemand für Sie erledigen kann und Vieles mehr. Gute Freunde (sowie auch ernst gemeinte Angebote von Nachbarn) meinen es tatsächlich ernst und gut. Überlegen Sie mal, wie Sie selbst reagieren würden, wenn Ihr Nachbar Ihrer Hilfe bedürfte – Sie würden ihm ebenfalls Hilfe anbieten.

Als der Sohn meiner Nachbarin vor vielen Jahren durch einen Unfall tragisch verstarb (und ich noch fit war), habe ich sie zum Beispiel des Öfteren irgendwo hingefahren, da sie selbst in dieser schweren Zeit kein Auto fahren wollte. Ihr war direkt geholfen und ich hatte das Gefühl helfen zu *können*. Umgekehrt genieße ich es mittlerweile auf Nachbarschaftsfesten, dass man mir fürsorglich einen bequemen Stuhl bereitstellt und mich „bedient". Das war nicht einfach, aber durch das Einsparen meiner Energie kann ich an solchen Festen länger teilhaben.

Beobachten Sie sich ebenfalls gut – und wenn Sie feststellen, dass Sie auffallend oft gereizt reagieren, sehr viel weinen oder aggressiv werden – dann wissen Sie spätestens, dass es Zeit ist, Hilfe anzunehmen und vielleicht sogar auch noch zusätzlich professionelle Hilfe in Form von Psychotherapie. Oder schließen Sie sich einer Selbsthilfegruppe für Betroffene an (so etwas gibt es auch virtuell, beispielsweise auf Facebook). Werden Sie sich bewusst, dass es niemand von Ihnen erwartet, dass Sie diese neue Situation perfekt meistern.

Achtsamkeit sich selbst gegenüber

Was genau ist „Achtsamkeit"?
Auszug aus meinem Buch „Die Reise zum Glück": Laut Wikipedia: „Eine der in der Forschungsliteratur am häufigsten zitierten Definitionen stammt von Kabat-Zinn. Demnach ist Achtsamkeit eine bestimmte Form der Aufmerksamkeit, die absichtsvoll ist, sich auf den gegenwärtigen Moment bezieht (statt auf die Vergangenheit oder die Zukunft) und nicht wertend ist."

Für uns in diesem Büchlein ist die Achtsamkeit uns SELBST gegenüber ein wichtiges Thema – denn nur wenn wir uns selbst gegenüber achtsam begegnen und uns in diesem Sinne selbst würdevoll und respektvoll, sowie liebevoll behandeln, können wir die Achtsamkeit abgeben – nach außen.

Das heißt, sich selbst ganz auf den aktuellen Moment besinnen und uns selbst ebenso ganz bewusst zu beobachten, um mit einem bestimmten Handeln daraus hervor gehen zu können – das ist der Beginn der Achtsamkeit. Das wiederum bedeutet, dass wir eine besondere Aufmerksamkeit der Bewusstheit von momentanen Vorgängen und Erfahrungen widmen müssen.

Wenn wir dies täglich (gar stündlich / jederzeit) üben, werden sich mit zunehmender Achtsamkeit auch die gewohnheitsmäßigen automatischen und unbewussten Reaktionen auf das gegenwärtige Erleben reduzieren. Dies kann im besten Fall dann zu einem hohen Maß an situationsadäquatem, authentischem und selbstbewusstem Handeln führen. Und genau das ist unser Ziel.

Wenn wir ein klareres Verständnis bezüglich uns selbst und hinsichtlich des eigenen Lebens erlangen, wenn wir also umgangssprachlich gesagt, den „Durchblick" haben, können wir auf unsere Bedürfnisse auch deutlich adäquater eingehen und sie vor allem erst einmal wahrnehmen.

Die Wahrnehmung ist der Grundstein dazu, der es uns ermöglicht, Zugang zu den eigenen inneren Ressourcen zu finden und unsere uns selbst gesteckten Grenzen zu erweitern.

Mit Achtsamkeit, die man in sein Leben integriert, kann man sich psychischen Belastungen, Stress-Situationen und widrigen Lebensumständen besser gewachsen fühlen. Dadurch, dass man sich seiner

SELBST mehr gewahr wird, erreicht man mehr Ausgeglichenheit und man wird mit sich selbst geduldiger und kann lernen, sich selbst besser zu akzeptieren.

Eine große Übung in diesem Prozess ist es dann, nicht wertend zu sein, sich nicht selbst zu verurteilen, sondern unvoreingenommen und offen (fast kindlich) einen Blick auf sich selbst und sein Leben zu werfen. Deshalb gehen Sie wirklich stets achtsam mit sich selbst um. Beginnen Sie jetzt, spätestens morgen nach dem Aufstehen ☺

Was tut Ihnen gut? Welche Rituale kann man lassen, welche sollte man verändern?

Tut es mir vielleicht gut, doch eine halbe Stunde länger zu schlafen? (wenn möglich). Wann ist Einkaufen für mich und mein Energiemanagement am Sinnvollsten? Was kann ich dabei noch erledigen? Was kann ich getrost liegen lassen?

All dies sind Überlegungen und Fragen, die man sich vielleicht noch nie gestellt hat und wenn man darüber nachdenkt, ist man vielleicht selbst erstaunt, welch einem Zwang man sich – warum auch immer – unterworfen hat. Prüfen Sie einfach mal Ihren Tagesablauf und Ihre Gewohnheiten. Was sind liebgewonnene Angewohnheiten, was sind eingefahrene Muster?

Achtsamkeit ist aber auch, sich z.B. ein Stück Schokolade ganz bewusst im Mund zergehen zu lassen, nachzuspüren, Genuss bewusst zu erleben – innehalten und Glück dabei zu empfinden."

Geben Sie also bitte auf sich selbst Acht!

Achten Sie aber darauf, dass Sie selbst nicht zu kurz kommen. Die lange Behandlungszeit und die Nerven und Kräfte raubende Situation lastet mit Sicherheit sehr schwer auf Ihnen. Und auch wenn Sie feststellen, dass Sie viel mehr verkraften können, als Sie vielleicht je vermutet hätten, werden auch Sie irgendwann einmal eine Atempause brauchen. Und wirklich niemand kann ständig auf Hochtouren laufen - selbst der leistungsfähigste Mensch hat seine Grenzen und braucht Erholungszeiten, in denen er abschalten und neue Energie tanken kann. Einige Menschen entspannen sich, indem sie lesen, sich einen leckeren Tee oder Cappuccino kochen, ein Bad nehmen oder Musik hören, andere betätigen sich lieber körperlich und treiben Sport, machen Spaziergänge oder arbeiten in Haus und Garten. Sie werden wissen, was GUT für SIE persönlich ist - gönnen Sie sich dies ganz bewusst selbst, legen Sie Pausen ein, und gehen Sie Ihren eigenen Interessen nach. Nur wenn Sie **ausreichend** auf sich selbst achten, sich selbst mit Achtsamkeit und Rücksichtnahme begegnen, werden Sie auch weiterhin die Kraft haben, die Sie brauchen, um dem Kranken weiter bei stehen zu können. Denken Sie daran, dass Sie vermutlich eine unentbehrliche Stütze für ihn sind.

Wie schon beschrieben neigen Angehörige dazu, ihre eigenen Probleme – verglichen mit denen des Kranken – als unbedeutend abzutun. Sie nehmen sich bewusst zurück, da sie den anderen unter allen Umständen schonen und nicht mit alltäglichen Kleinigkeiten behelligen möchten. Aber - darüber dürfen Sie wirklich einmal nachdenken - vielleicht möchte der Betroffene gerade diese Normalität erleben, um sich nicht „anders" vorzukommen und sich nicht selbst als so krank zu erleben. Depressive möchten sich zwar mit all ihren Problemen SEHR ernst genommen fühlen, aber sie möchten sich in der Regel auch nicht ununterbrochen mit ihrer Krankheit beschäftigen.

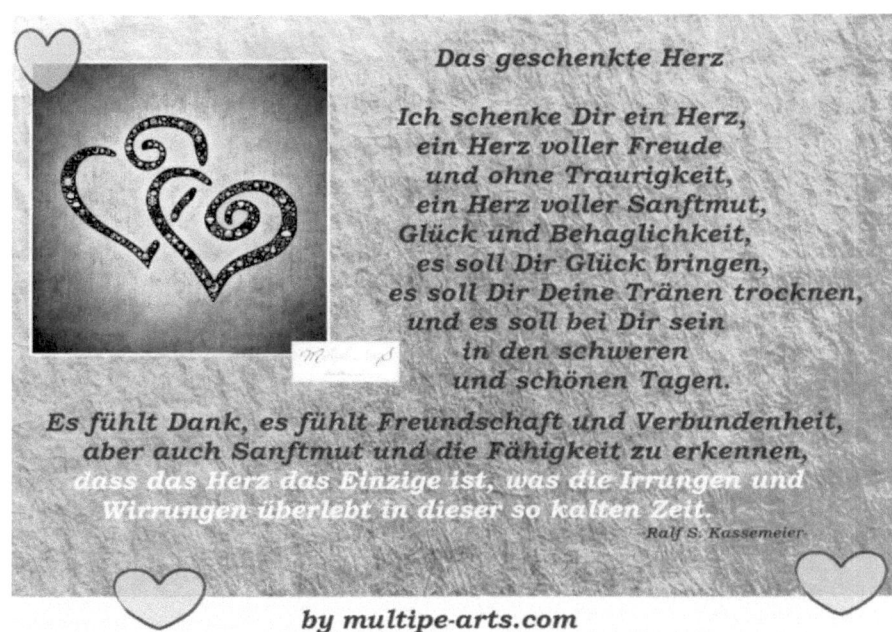

Das geschenkte Herz

Ich schenke Dir ein Herz,
ein Herz voller Freude
und ohne Traurigkeit,
ein Herz voller Sanftmut,
Glück und Behaglichkeit,
es soll Dir Glück bringen,
es soll Dir Deine Tränen trocknen,
und es soll bei Dir sein
in den schweren
und schönen Tagen.

Es fühlt Dank, es fühlt Freundschaft und Verbundenheit,
aber auch Sanftmut und die Fähigkeit zu erkennen,
dass das Herz das Einzige ist, was die Irrungen und
Wirrungen überlebt in dieser so kalten Zeit.

-Ralf S. Kassemeier

by multipe-arts.com

Miteinander reden

Viele Probleme und Missverständnisse lassen sich vermeiden und viele Konflikte lösen, wenn Sie miteinander reden. Dies ist je nach Gesprächskultur, die in Ihrer Beziehung vorherrscht, unter Umständen gar nicht so einfach.

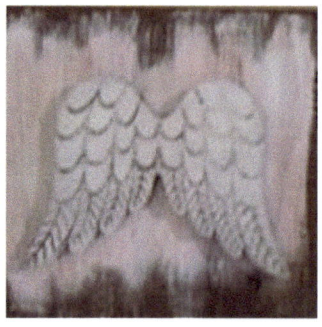

Bilder: Heike Führ

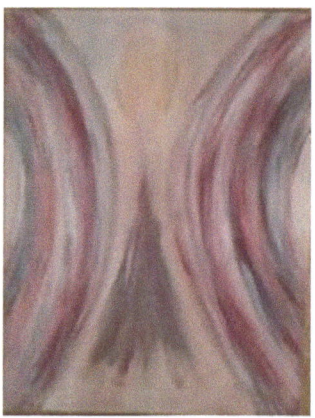

Tipps zum Reden:

„Das vertrauensvolle MITEINANDER ist das „A und O" in einer jeden Beziehung. Und in einer Beziehung, in der ein Partner, oder auch beide, mit einer Behinderung leben, ist es sicher NOCH wichtiger, sich auszutauschen und eine liebevolle Offenheit miteinander zu finden. Wertfrei sollte sie sein, ohne Schuld-Zuweisung. Das ist die Grundlage eines Gespräches.

Auf Grund meiner sozialpädagogischen und psychologischen Ausbildung, bin ich sehr oft dem Thema „Offenheit im Gespräch" begegnet. Deshalb ist mir der Hinweis auf eine gute Kommunikation auch so wichtig, zumal sie sich mitten in der Intimität wiederfindet. Liebe und Wertschätzung gehören genauso dazu und sind die Grundlage jeder Partnerschaft.

Den Partner dabei niemals zu bewerten, zu maßregeln oder zu erniedrigen ist Voraussetzung.

Die sogenannten „Ich-Botschaften" helfen jedem Start in ein Gespräch sehr gut:

- ✓ Indem man von sich selbst, von seinen Bedürfnissen und seinen Wünschen, oder seinen Verletzungen spricht. „Ich fühle mich minderwertig" ist zum Beispiel eine Aussage, die niemand boshaft widerlegen kann. Denn so, wie ICH mich fühle, ist es mein „Ding". Würde ich sagen, „Du vermittelst mir immer das Gefühl, ich sei minderwertig", wären in diesem Satz schon eine Botschaft und eine Anschuldigung versteckt und der Gesprächspartner würde automatisch in eine Rechtfertigungshaltung gehen. Der emotionale unsachliche Austausch wäre vorprogrammiert.
- ✓ „Ich wünsche mir, dass …", hört sich anders an, als „Du solltest mal…!".
- ✓ Wenn man versucht, diese Regeln zu beachten, ist dem Gespräch von Anfang an schon einmal die Schärfe genommen.

Genauso wichtig ist eine gute Selbstreflektion vor jedem Gespräch, das man führen möchte. Ich denke, es ist gut, wenn man versucht, sich selbst mal mit den Augen des Anderen zu sehen. Vieles erscheint einem dann in einem anderen Licht. Außerdem kann man somit auch mal in die „Haut" des Anderen schlüpfen und dort in Ruhe nachspüren. Manches erledigt sich dann schon von selbst. Wenn ich versuche, meinen Partner zu verstehen, mich in ihn einzufühlen, wird es ihm umgekehrt ebenfalls einfacher gelingen und das ist schon eine wunderbare Voraussetzung für ein Gespräch.

Für mich persönlich ist zum Beispiel der Humor immer besonders wichtig. Chronisch Kranke und Behinderte sind generell im Vorteil, wenn sie viel lachen und alles mit Humor ertragen können. Und ganz besonders, wenn sie auch über SICH SELBST lachen können." (Auszug aus meinem Buch „SEXUALITÄT")

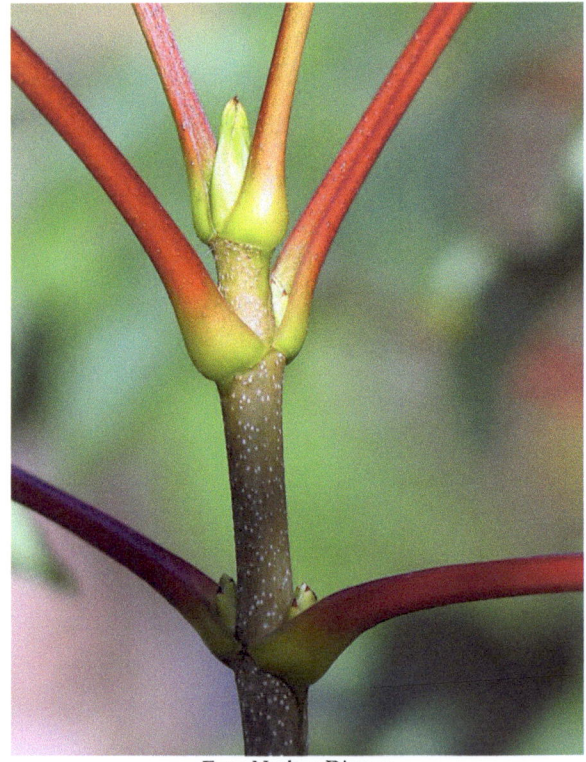

Foto: Norbert Dittmar

Grenzen:

Mit Sicherheit neigen Sie als Angehörige am Anfang entweder dazu, sich voll und ganz nach den Bedürfnissen des Kranken zu richten, oder aber Sie grenzen sich ab. Eine gute Gratwanderung ist hier der Kompromiss. Auch wenn Sie vielleicht so viel wie irgend möglich helfen möchten – denken Sie dabei an sich selbst ebenso, wie auch an die WIRKLICHEN Bedürfnisse des Kraken. Denn auch (oder gerade) ein kranker Mensch möchte nur bis zu einer bestimmten Grenze unterstützt werden. Dies hat nicht unbedingt etwas mit „Sturheit" zu tun, sondern mit Selbstachtung. Diese Selbstachtung legen viele Kranke mit Beginn Ihrer Diagnose oder Krankheit einfach ab, manche verlieren sie einfach, oder es passiert irgendetwas „dazwischen": viele Kranke fühlen sich schuldig und meinen, sie wären eine zusätzliche Plage für die Angehörigen. (Nicht verleugnen möchte ich, dass es auch Kranke gibt, die sich in ihrer Krankheit suhlen und es ausnutzen, umsorgt zu werden – hier empfehle ich dringend, dass Sie mit dem behandelnden Arzt reden und sich professionelle Hilfe nehmen).

Im Normalfall ist es eher so, dass sich auch der Patient erst einmal an die Veränderung in seinem Leben gewöhnen muss und vielleicht möchte er sich die Verantwortung für sein Leben bewahren und nicht aus der Hand nehmen lassen. Auch der Patient muss lernen, mit dieser neuen Situation, dass er eventuell Hilfe benötigt, zurechtzukommen. Deshalb ist es gerade zu Beginn der neuen Phase so wichtig, auf keinen Fall Entscheidungen ohne ihn zu treffen. Er muss immer daran beteiligt sein, damit er sich vollwertig fühlt. Dies gilt sowohl für Krankheiten wie MS oder Krebs, als auch für Depressionen und Fatigue. Bei schwer Depressiven könnte es eine kleine Abwandlung geben – wenn der Betroffene tatsächlich nicht mehr in der Lage ist, Entscheidungen zu fällen.

Sprechen Sie deshalb unbedingt mit dem Betroffenen offen über seine Wünsche und Bedürfnisse. Nur so erkennen Sie die persönlichen Grenzen des Kranken, können sie respektieren und das von ihm vorgegebene Tempo mitgehen. Nur GEMEINSAM lässt sich der neue Alltag regeln. Wenn Sie Partner sind und zusammen leben, ist dies von genauso großer Bedeutung, als wenn es sich um Angehörige handelt, die nicht zusammen leben. Ein gut gemeinter Telefonanruf kann den

Kranken überfordern oder nerven – das müssen Sie vorher wirklich abklären. Ebenso, ob er (unangemeldete) Besuche mag, oder nicht. HELFEN und MITFÜHLEN sind die Basis und nicht das Überstülpen und sinnlose Helfen. Und bitte bedenken Sie, dass Ihr Angehöriger Ihr eigenmächtiges Handeln als Vertrauensbruch empfinden könnte. Mit der Zeit wird sich das alles einspielen.

Meine Freunde wissen beispielsweise, dass unangemeldete Besuche für mich zum Kraftakt werden könnten, da ich mit meiner Energie enorm haushalten muss. Ebenso verhält es sich mit Telefonaten. Deshalb verabreden wir immer bestimmte Zeiten für Telefongespräche – so kann ich noch vorher und nachher entsprechend ausruhen. Das mag komisch klingen, denn es ist doch „nur" ein Telefonat – aber für einen Fatigue-Geplagten kann es ein Marathon sein, da es ihm vielleicht gerade nicht gut geht, oder er Konzentrationsprobleme, Reizüberflutung hat. Auch körperliche Symptome, wie eine taube Hand, die das Halten des Hörers unmöglich macht, kann ein Hindernis darstellen. Freunde müssen das verstehen und begreifen – man muss es allerdings auch GUT kommunizieren. Es hilft aber beiden Seiten nicht, wenn man genervt oder gar verletzt reagiert.

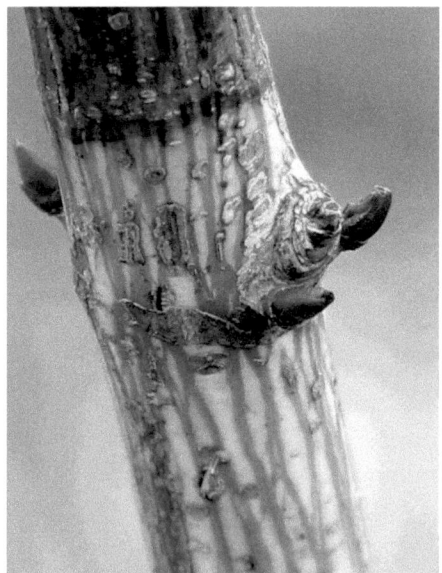

Foto: Norbert Dittmar

Noch ein paar Überlegungen:

Körpersprache

Körpersprache ist eine Form der nonverbalen Kommunikation, die sich in Form von Gestik, Mimik, Habitus und anderen bewussten oder unbewussten Äußerungen des menschlichen Körpers ausdrückt. Die Körpersprache hat einen entscheidenden Einfluss auf die Rezeption (Verständlichkeit) der eigentlichen gesprochenen Worte/Botschaften, sowie die Wirkung der Person auf ihren Gesprächspartner. Zur Körpersprache gehören alle Formen der Gestik, Körperhaltung und Körperbewegung – vom Händedruck über Sitzposition und- Haltung, Haltung von Armen, Beinen und Füßen, Spiel mit den Händen, Fingern und Gegenständen, Kopfhaltung und die unterschiedlichen Formen der Blickkontakte, sowie das Distanzverhalten. (Wikipedia.de)

Es gibt unbewusste und bewusste Signale des Körpers. Einem guten und geschulten Beobachter werden beide Signale etwas mitteilen, er wird sie wahrnehmen und ein- und zuordnen können. **Depressive haben oft eine ganz eigene Körpersprache.** Sie kennen es mit Sicherheit von sich selbst und Kindern: wenn man traurig ist, lässt man Schultern und Kopf hängen, der Blick senkt sich, die Mimik wird ausdruckslos, der Körper wird schlaff – oder er erstarrt und wird „STARR".

Der Grund, warum ich hier darauf eingehe ist Folgender: erstens haben wir weiter vorne schon gelesen, wie sehr uns ein Lächeln auch rein körperlich hilft und zweitens ist es wissenschaftlich bewiesen, dass es tatsächlich etwas gegen die Traurigkeit hilft, wenn man den Kopf anhebt. Denn wenn man die Kopf- und Körperhaltung eines zuversichtlichen standhaften Menschen betrachtet (erhobenes Haupt) und diese selbst annimmt, kann man plötzlich nicht mehr komplett traurig sein. Hier nimmt der oft so einfach dahin gesagte Spruch: „Kopf hoch, wird schon wieder!" eine ganz neue Bedeutung an.

Ein weinendes Kind, das man bittet, einem in die Augen zu schauen, wird unweigerlich den Kopf anheben und somit dann das Weinen schneller beenden können. So einfach verhält es sich natürlich mit einem schwer Depressiven nicht, aber vielleicht können Sie ihn ab und zu dazu bewegen, Sie anzuschauen, oder in den Himmel zu blicken –

die Wolken zu beobachten, die Vögel fliegen zu sehen und den Wind zu spüren. Wie gesagt: mir ist absolut bewusst, dass dies nicht einfach ist, aber es ist ein Versuch, beziehungsweise mehrere Versuche wert.

Vielleicht schaffen Sie es gar, je nach Zugänglichkeit des Depressiven, dass er zwischendurch einmal seine Schultern spannt, straff zieht, sich aufrichtet, dehnt und streckt …. den Blick nach vorne richtet und lächelt…. Leichte depressive Gefühle kann man so vertreiben – schwere Depressionen nicht, aber es ist ein Anfang, um auch den Betroffenen aus der Lethargie zu holen – wenn er überhaupt bereit dazu ist.

In Amerika gibt es eine Klinik für depressive Menschen, in denen diese eine Halskrause tragen sollen, die sie zwingt geradeaus zu schauen, statt auf den Boden (was depressive Menschen ja meistens tun: bedrückt nach unten schauen)

(Quelle: https://www.palverlag.de/selbsterkenntnis-5.html).

Es ist ein Versuch wert, finde ich.

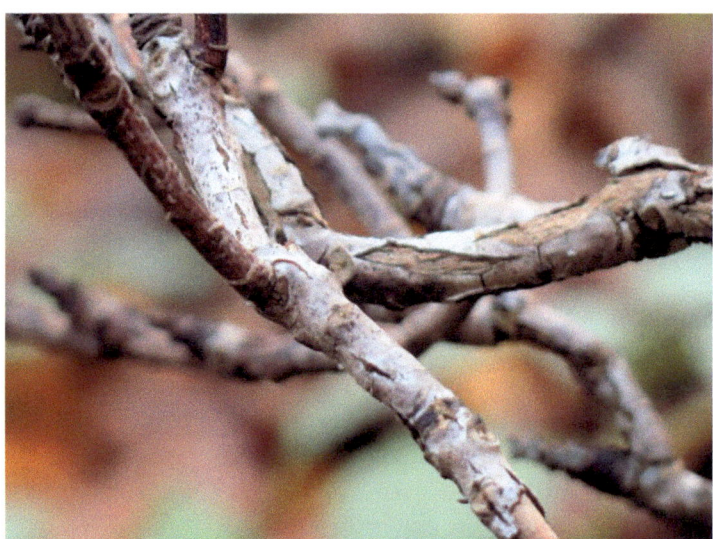

Foto: Norbert Dittmar

Was nicht hilft:

(Übertragbar auf alle nicht sichtbaren und auch sichtbaren Krankeiten und Symptome)

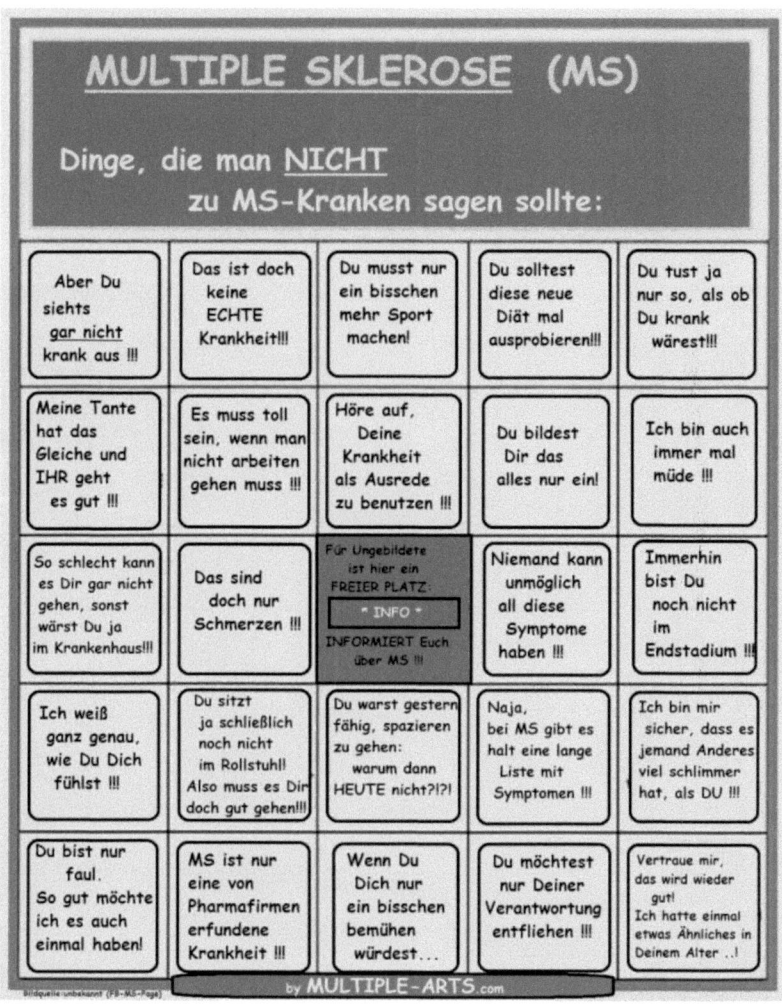

- ✓ **Völlig sinnlos ist es übrigens, eine depressive Person mit einem „Jetzt reiße Dich mal zusammen!" zu konfrontieren. Genau das können die Betroffenen leider nicht.**

Das ist wirklich ein Satz, der depressive Menschen nicht nur verletzt, er wirft sie womöglich wieder zurück. Denn depressive Menschen zweifeln immer an sich und ihrem Können. Wenn man ihnen vorwirft, sie würden sich nicht genügend zusammenreißen, sonst würden sie aus der Depression ja herauskommen, dann ist das für sie wirklich schlimm und unhaltbar. Sie können damit sehr viel Schaden anrichte.

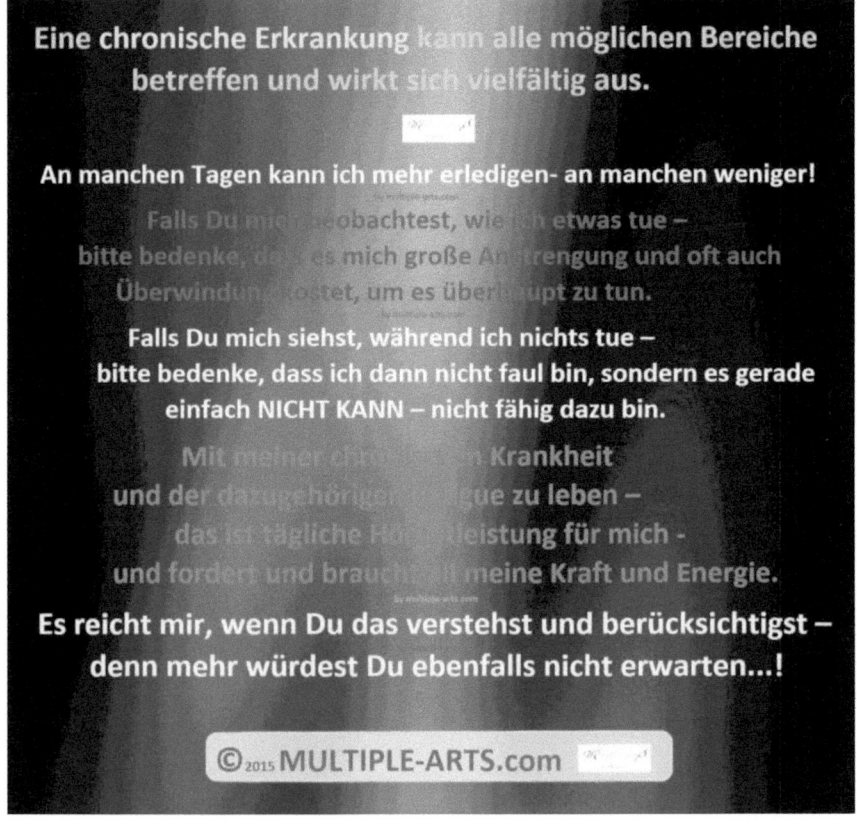

Auch wenn es als Angehöriger schwer ist - wirklich enorm schwer ist - sich den Zustand des Betroffenen von außen bewusst und vor allem mit Klarheit (die der Patient ja in dieser Situation NICHT hat), mit anzuschauen – es hilft wirklich gar nicht, ihm Vorwürfe zu machen.

> **Ja,**
> ich habe eine chronische Krankheit
>
> und ja, ich gehe mit ihr auf
> meine eigene gut durchdachte
> Art und Weise um.
>
> **Nein,**
> ich brauche weder ungebetene Vorträge,
> noch sinnlose Ratschläge
> (wie, "gehe mal an die frische Luft"),
> oder gar unwissende Hinweise,
> wie ich es "richtig" machen solle.
>
> Ich tue nämlich alles,
> was für mich gut und richtig ist
> und ich tue genau die Dinge,
> von denen ich weiß, dass sie mir gut tun.
>
> Ich bin sehr gut über meine Erkrankung
> und alles, was damit einher geht,
> informiert und kann deshalb
> eigenverantwortlich
> und sinnvoll mit ihr umgehen.
>
> by MULTIPLE-ARTS.com

Ungewissheit aushalten zu müssen, ist eine „Strafe"

– für den Betroffenen ebenso, wie für den Angehörigen:

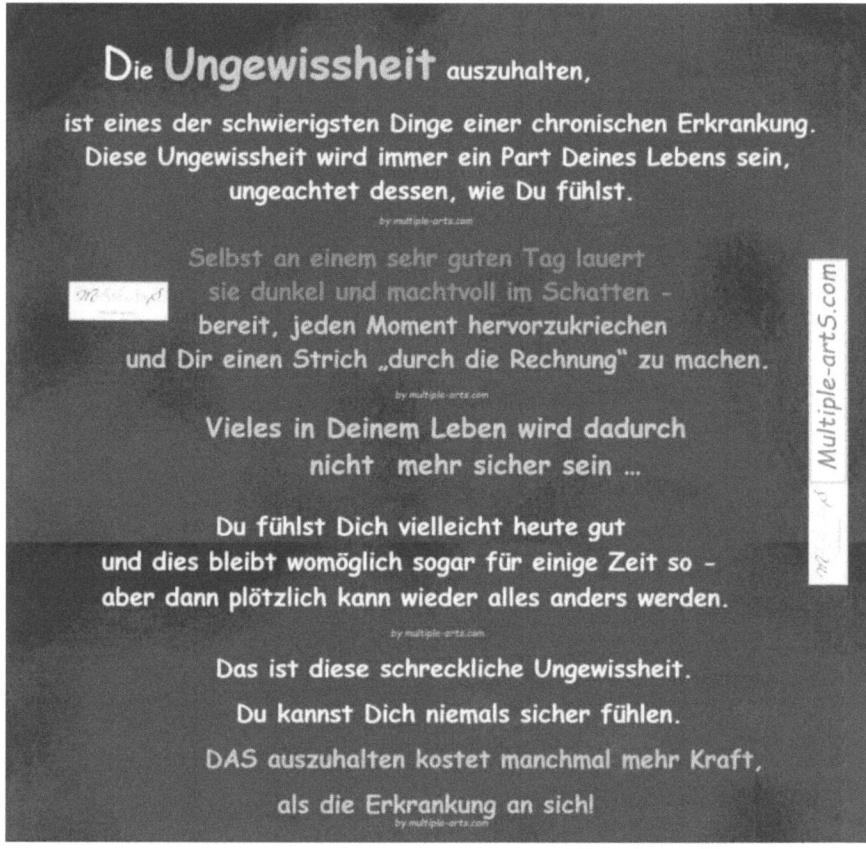

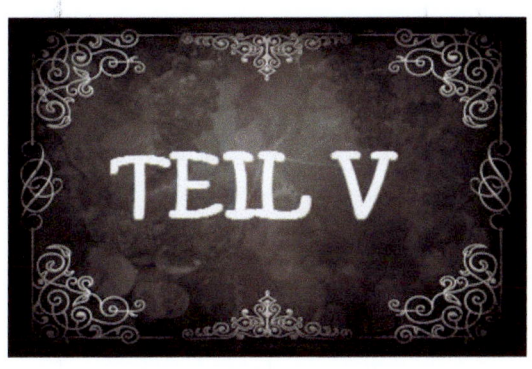

Meine Texte

Hier können Sie lange und kurze Texte genießen, die ich geschrieben oder gesammelt habe. Auch wenn es hier um MS geht – sie sind übertragbar auf jede andere chronische Erkrankung:

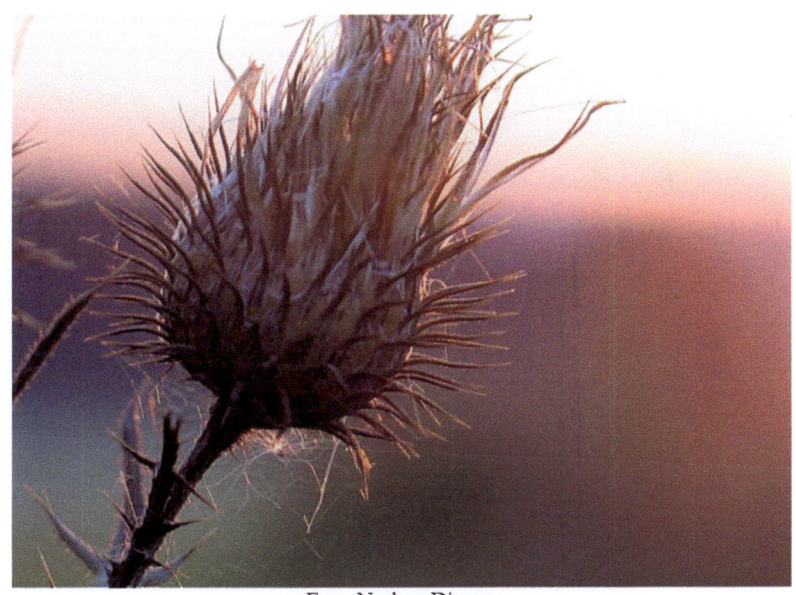

Foto: Norbert Dittmar

*Es gibt:

Dinge - die man nicht versteht.
Momente - in denen einem alles egal ist.
Worte - die einen verletzen.
Träume - die man nicht vergessen kann.
Lieder - die man nicht hören will.
Orte – an denen man sich an alles erinnert.
Menschen - die man sehr vermisst.
Erinnerungen - die einem das Herz brechen.
Gefühle - die man nicht steuern kann.
Tränen - die unweigerlich kommen.
Augenblicke - die einem nicht aus dem Kopf gehen.
Einiges - das man hätte besser machen können.
Tage - an denen man nicht mehr weiter weiß.
Stunden - in denen man sich allein gelassen fühlt.
Minuten - wo man begreift, was einem wirklich fehlt.
Sekunden - in denen man verzweifelt ist.
Es gibt Momente im Leben eines jeden Menschen,
da hört die Erde für einen Moment auf, sich zu drehen.

Und wenn sie sich dann wieder dreht, wird nichts mehr sein wie vorher.

Man sagt, die Zeit heilt alle Wunden, das ist falsch. Man lernt nur damit zu leben!

-unbekannt-

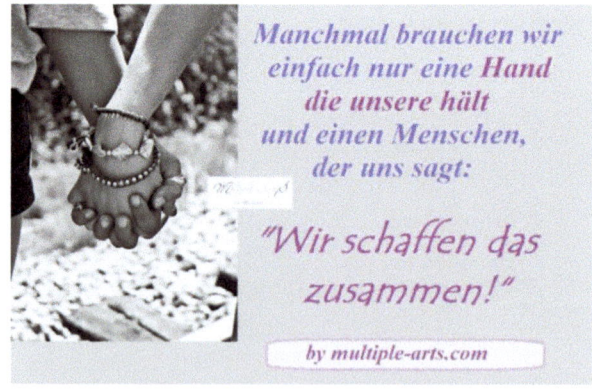

WER SIEHT MEINE MÜHEN???

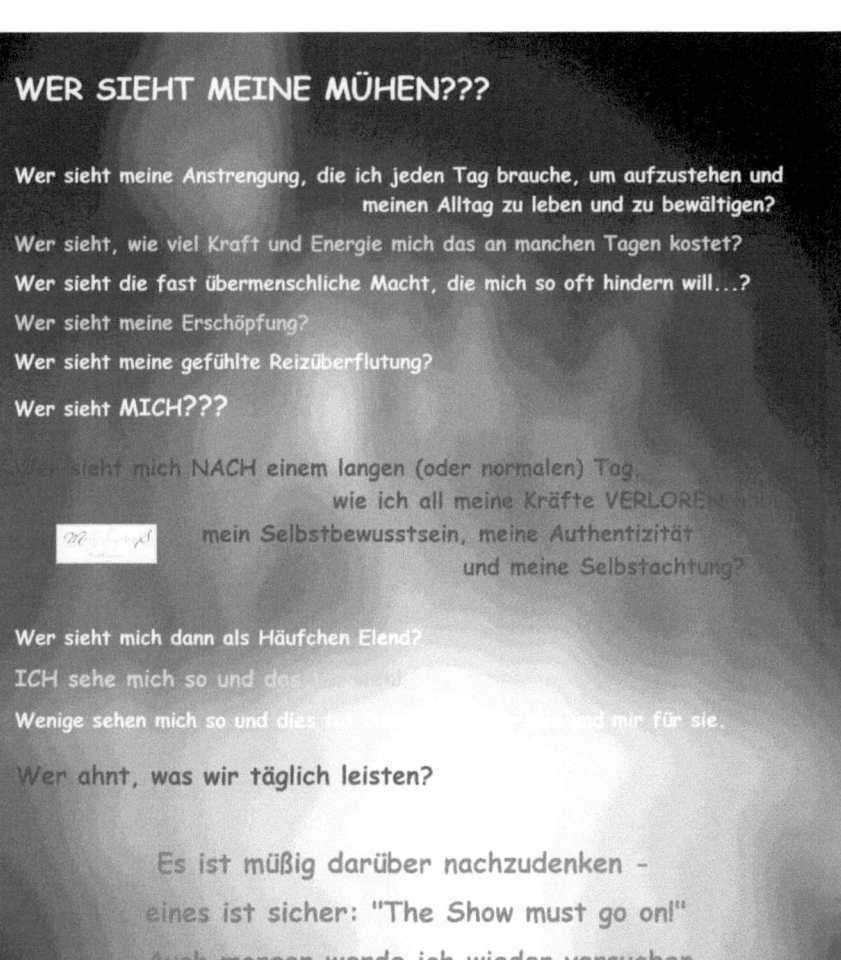

Wer sieht meine Anstrengung, die ich jeden Tag brauche, um aufzustehen und meinen Alltag zu leben und zu bewältigen?

Wer sieht, wie viel Kraft und Energie mich das an manchen Tagen kostet?

Wer sieht die fast übermenschliche Macht, die mich so oft hindern will...?

Wer sieht meine Erschöpfung?

Wer sieht meine gefühlte Reizüberflutung?

Wer sieht MICH???

Wer sieht mich NACH einem langen (oder normalen) Tag, wie ich all meine Kräfte VERLOREN habe - mein Selbstbewusstsein, meine Authentizität und meine Selbstachtung?

Wer sieht mich dann als Häufchen Elend?

ICH sehe mich so und das tut weh!

Mein Mann sieht mich so und dies tut ihm weh und mir für ihn.

Wer ahnt, was wir täglich leisten?

Es ist müßig darüber nachzudenken - eines ist sicher: "The Show must go on!" Auch morgen werde ich wieder versuchen mein Bestes zu geben. Für MICH!

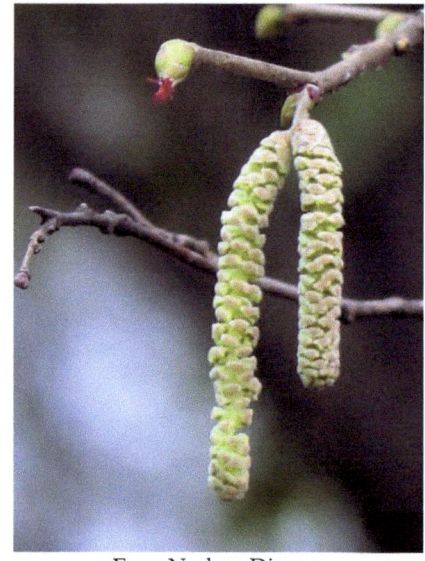

Foto: Norbert Dittmar

*Ich bin chronisch krank

Ich bin weder dumm, noch geistig behindert. Ich bin nicht verrückt und auch nicht „nur" gestresst und ich bilde es mir auch nicht ein. Ich habe die Krankheit nicht selbst verursacht und ich mache kein großes Ding daraus.

Ich lerne jeden Tag über mich selbst – wie gut ich zum Beispiel mit der Krankheit umgehen KANN. Ich kann immer noch für mich selbst sorgen und ich liebe meine Unabhängigkeit, aber manchmal werde ich einfach Deine Hilfe brauchen. Denke dann nicht, ich sei schwach, oder ich gäbe auf. Denn ich versuche stets das BESTE zu geben! Wir alle brauchen von Zeit zu Zeit einmal Trost und Aufmunterung und eine Schulter zum Anlehnen. Du kannst Dir vielleicht nicht vorstellen, wie viel es bedeuten KANN!

*NEIN, mir wird es nicht gleich wieder besser gehen!

Ja, ich bin chronisch krank. Nein, ich habe nicht die Grippe.

Meine Krankheit betrifft jeden Part meines Körpers - von meinen Gedanken-Prozessen bis tief unter meine Haut, meinen Kopf und die Wirbelsäule... Es gibt noch keine Heilung und ich werde es lebenslang haben.

DAS ist die Bedeutung von „CHRONISCH"!

Ich habe oft Schmerzen, fühle mich oft unwohl und muss viele andere Dinge aushalten - Unter anderem die Blicke von Fremden, wenn ihnen etwas an mir nicht „normal" erscheint; sowie das Verurteilen und Unverständnis - sogar manchmal von Angehörigen und Freunden – und glaube mir: DAS ist der härteste Part! Denn es ist schwer und erniedrigend, sich geliebten Menschen immer wieder erklären zu müssen!

ABER all das heißt nicht, dass mein Leben vorüber ist!!!

Es bedeutet lediglich, dass ich ANDERS lebe und oft Tag für Tag harte Kämpfe austragen muss – gegen meinen eigenen Körper! An manchen Tagen verliere ich, aber ganz oft SIEGE ich auch und das motiviert mich weiter zu machen!

DAS ist MEIN Alltag!

*Niemand hat das Recht...

Niemand hat das Recht Dir zu sagen, dass ihr Leben, oder das Anderer, viel härter sei als DEINS!

Niemand hat das Recht, Deine Beeinträchtigungen als weniger gültig zu erklären, - nur weil sie vielleicht meinen, man müsse „ das doch wohl schaffen!".

Niemand hat das Recht Dir zu sagen, Du sollst Dich nicht „so anzustellen", weil Andere das Gleiche „viel schlimmer" haben...!". Ein schlimmer Fall ist einfach nicht mit dem anderen vergleichbar!!!

DEINE Beeinträchtigungen sind ECHT, sie sind REAL – und sicherlich immer anders als die von anderen Menschen! Es ist DEIN Leben – es ist Deine Beeinträchtigung und niemand hat Dir dazu etwas zu sagen!

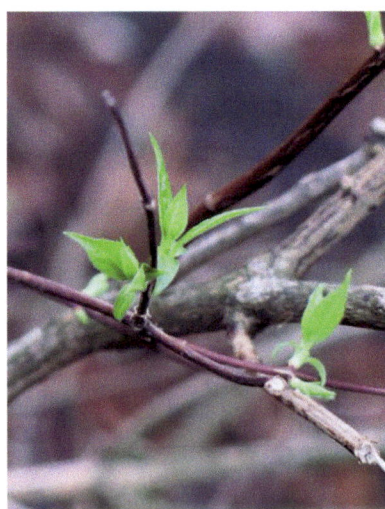

Foto: Norbert Dittmar

*WAS siehst Du, wenn Du mich anschaust?

Siehst Du, dass ich einen Schwerbehindertenausweis habe?
Siehst Du, dass ich Läsionen im Gehirn (und Rückenmark) habe, die mich schwer beeinträchtigen?
Siehst Du, dass ich unter extremer Fatigue leide?
Siehst Du nur mein Lächeln?
Siehst Du meine kognitiven Leistungsstörungen?
Siehst Du meine Enttäuschung, dass ich nicht mehr (voll) arbeiten gehen kann?
Siehst Du mein Energiemanagement?
Siehst Du meine Traurigkeit?
Siehst Du meine Ängste?
Siehst Du meine Schlaflosigkeit?
Siehst Du meine Inkontinenz?
Siehst Du mich gehend, aber nicht wissend, dass ich höchstens nur noch drei Meter laufen kann?
Siehst Du meinen Schwindel?
Siehst Du all die Nebenwirkungen meiner Medikamente?
Siehst Du meinen Rollstuhl und „weißt" plötzlich alles über mich?
Siehst Du mich feiern, ohne zu ahnen, welch Energiemanagement dahinter steckt?
Siehst Du, dass der Alltag ein Kraftakt für mich ist?
Siehst Du mich stehen, ohne zu wissen, dass es ein Kraftakt ist?
Siehst Du mich lächeln?
Siehst Du meine tauben Hände und meine tauben Beine?
Siehst Du das Blei an meinen Beinen?
Siehst Du meine Schmerzen?
Siehst Du mein Lächeln?
Siehst Du, wieviel Kraft es mich gerade kostet, mich mit Dir zu unterhalten?
Siehst Du meine Kraft?
Siehst Du meine Stärke?
Siehst Du mich?
Siehst Du meine Krankheit?
Siehst Du hin?
Siehst Du meine Träume?

Bitte SEHE mich – als Gesamtpaket, mit all meinen Beeinträchtigungen und all meinen Stärken.

ICH BIN ICH – und ich bin NICHT meine Krankheit!

ICH bin mehr als meine Krankheit und doch brauche ich Dein Verständnis, um mein LÄCHELN aufrechterhalten zu können!

Der äußere Schein ist oft trügerisch… Und unsichtbare Symptome sind REAL …

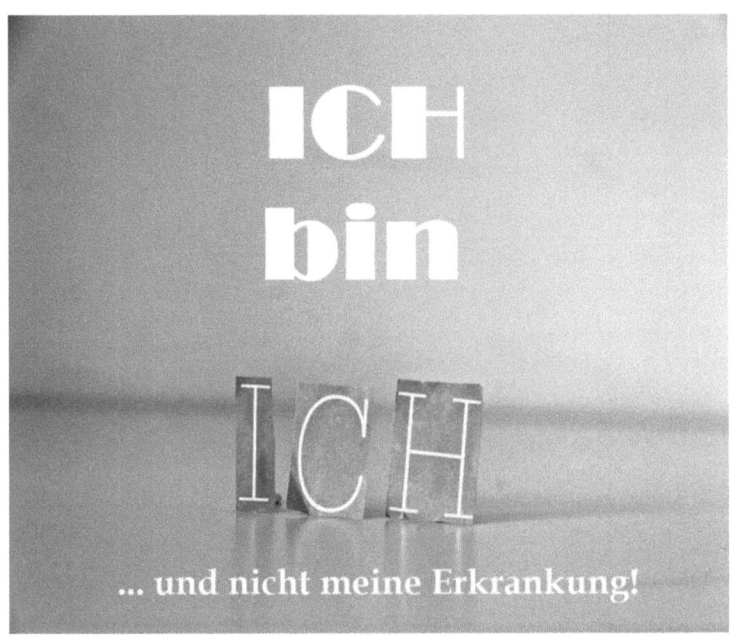

*„Manchmal wünschte ich mir, ich hätte Stützräder für mein Leben"

Sicherlich wünscht sich jeder Mensch dies manchmal für sein Leben. Der Spruch hört sich witzig an, aber die Botschaft ist enorm. Mit MS sieht das gleich nochmal anders auch und irgendwie noch enormer.

Stützräder verbinden wir mit den Kinderfahrrädern, die durch sie gehalten werden. Sie halten uns auf dem wackeligen Rad im Gleichgewicht und verhindern, dass wir herunterfallen oder umkippen.

Und wenn man als Kind dann schon etwas sicherer mit den Stützrädern fahren kann, kann man sie so einstellen, dass sie das Kind immer noch halten, es aber schon etwas mehr Balance braucht, um das Gleichgewicht halten zu können. Es kann dadurch lernen ...

Solch eine Stütze wünsche ich mir ganz oft. Eine Stütze, die mich vor den Unwägbarkeiten des Lebens schützt, mir zur Seite steht und mir vor allem hilft, mein körperliches und seelisches Gleichgewicht zu HALTEN, mich zu unterstützen.

Wer das Glück hat, liebevolle aufmerksame Menschen (seien es Partner, Freunde, Familie, Kollegen) um sich zu haben, der hat quasi schon solch eine wertvolle Stütze. Viele Menschen haben das aber nicht – und ihnen fehlt diese Stütze.

Mit MS wären solche Stützräder besonders hilfreich und auf körperlicher Ebene haben Viele von uns auch genau diese Stützräder in Form von Rollstuhl, Rollator und Gehstock.

Die Psyche hätte aber auch gerne Stützräder und nun wird es schwieriger. Hier ist es nicht so „einfach", eine wirkungsvolle und stabile Stütze zu finden.

Und da man dieses Ungleichgewicht unserer Seele auch meist nicht sieht (anders wie bei körperlichem Ungleichgewicht, das allein schon durch eventuelles „Schwanken" auffällt), ist es auch besonders heikel und anstrengend. Wie immer, wenn man mit unsichtbaren Symptomen zu kämpfen hat.

Manchmal ist „um Hilfe bitten" eine der Möglichkeiten, um ein Stützrad „montiert" zu bekommen. Manchmal helfen eine dargereichte Hand, eine Schulter zum Anlehnen und ein zuhörendes Ohr. Das kann dem seelischen Gleichgewicht sofort Balance verschaffen, die auch nachhaltig anhalten kann. Austausch ist als „Stützrad" wichtig, Anteilnahme und Mit-GEFÜHL. Aber das ist oft weniger einfach, als ein mechanisches Stützrad - und das macht es diffizil.

Aber so, wie es uns als Kindern schon ging: irgendwann mussten wir lernen, auch ohne diese Stützräder zurecht zu kommen, uns durchs Leben zu jonglieren und die innere sowie auch äußere Balance zu halten.

Also nehmen wir dankbar all die Stützräder an, die uns auf unserem Weg begleiten und vor allem bieten wir Anderen ebenso ein Stützrad an und stützen uns gegenseitig. Hallo MS, Hallo Balance und Hallo Leben.

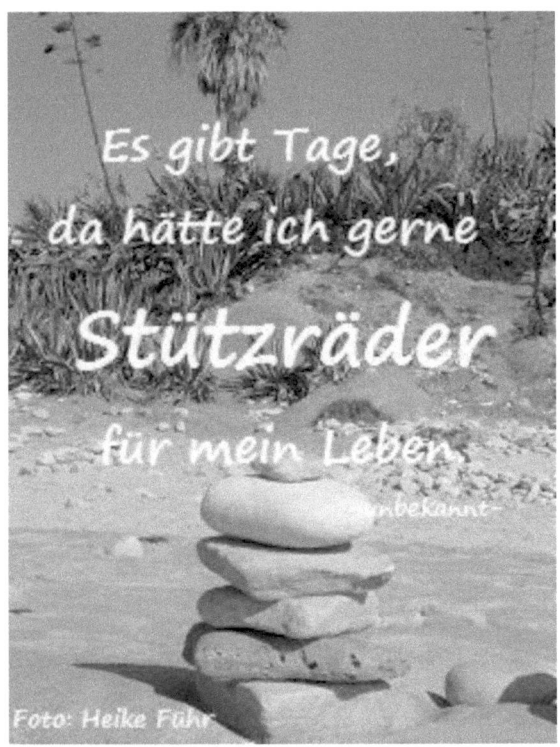

*Ich möchte einen Tag erleben, an dem ...

Ich möchte einen Tag erleben, an dem ich abends vorher ohne Probleme einschlafen kann – und dann durchschlafe...

Ich möchte einen Tag erleben, an dem ich morgens wirklich ausgeschlafen und erfrischt aufwache...

Ich möchte einen Tag erleben, an dem ich aufwache und nicht erspüren muss, ob meine Zehen noch zu mir gehören und ob ich meine Augen mit dem Bewusstsein, dass sie noch SEHEN können, öffnen kann ...

Ich möchte einen Tag erleben, an dem ich aus dem Bett heraus meine Füße auf den Boden stelle und ohne Probleme aufstehen kann – ohne Koordinations- und Gleichgewichtsstörungen, oder dass mir die Beine wegsacken ...

Ich möchte einen Tag erleben, an dem ich nach dem Duschen noch genauso fit wie vorher bin...

Ich möchte einen Tag erleben, an dem ich nach all dem morgendlichen Tun die Treppe hinunter hüpfen kann ...

Ich möchte einen Tag erleben, an dem ich wie jeder Gesunde auch ganz normal arbeiten gehen und Geld verdienen kann ...

Ich möchte einen Tag erleben, an dem morgens nicht einer meiner ersten Gedanken ist, ob und wie ich den Tag schaffe...

Ich möchte einen Tag erleben, an dem ich voller Energie und Kraft bin...

Ich möchte einen Tag erleben, an dem ich abends ohne all diese Sorgen einschlafen kann ...

Ich möchte einen Tag erleben, an dem ich mein selbstverdientes Geld genießen kann und mich nicht noch zusätzlich mit Behörden, wie RV und KK, auseinander setzen muss...

Ich möchte einen Tag erleben, an dem ich mit meinem Hund stundenlang durch die Felder TOBEN kann ....

Ich möchte einen Tag erleben, an dem ich einfach WEIß, dass ich ihn schaffe...

Ich möchte einen Tag erleben, an dem ich ein aufwendiges Essen kochen kann, ohne mich anschließend hinlegen zu müssen – sondern es genießen zu können...

Ich möchte einen Tag erleben, an dem ich so viele Freunde einladen kann, wie ich möchte und ihnen einen zauberhaften Tag/Abend bereiten kann ....

Ich möchte einen Tag erleben, an dem ich mich nicht irgendjemand wieder erklären muss...

Ich möchte einen Tag erleben, an dem ich KEINE MS habe...

Ich möchte einen Tag erleben, an dem ich keine gut gemeinten Ratschläge ertragen muss ...

Ich möchte einen Tag erleben, an dem mir niemand sagt: „Das kenne ich auch ... das geht vorüber!"

Ich möchte einen Tag erleben, an dem ich vor Erschöpfung einfach einmal einschlafe, drei Tage durchschlafe und danach als neuer Mensch aufwache....

Ich möchte einen Tag erleben, an dem ich KEINE Fatigue habe...

Ich möchte einen Tag erleben, an dem ich KEINE Schmerzen habe ...

Ich möchte einen Tag erleben, an dem ich KEINE Symptome habe ...

Ich möchte einen Tag erleben, an dem ich deshalb einen ganzen Tag fröhlich und ausgelassen sein kann ...

Ich möchte einen Tag erleben, an dem ich keine Medikamente nehmen muss und nicht mit Nebenwirkungen zu kämpfen habe ...

Ich möchte einen Tag erleben, an dem ich TANZEN und ausgelassen feiern kann ... OHNE Reue und Folgen....

Ich möchte einen Tag erleben, an dem ich mich ungetrübt auf ein schönes Ereignis freuen kann ...

Ich möchte einen Tag erleben, an dem ich mehrere Termine haben kann und dies über eine ganze Woche lang – und anschließend nicht abgrundtief erschöpft und ausgelaugt bin ...

Ich möchte einen Tag erleben, an dem ich mich nicht zusammenreißen muss ...

Ich möchte einen Tag erleben, an dem ich nicht stark sein muss ...

Ich möchte einen Tag erleben, an dem ich mir keine Sorgen machen muss ...

Ich möchte einen Tag erleben, an dem ich abends glücklich bin, weil ich einen wirklich ausgefüllten Tag hatte und nicht einen der „MS angepasst ausgefüllten Tag"!

Ich möchte einen Tag erleben, an dem ich Sport machen kann, der mir gut tut und ich nicht die quälenden Folgen spüren muss ...

Ich möchte einen Tag erleben, an dem ich nicht immer das notwendige Energie-Management mit einbeziehen muss ...

Ich möchte einen Tag erleben, an dem ich keine Angst vor irgendwelchen „Folgen" haben muss ...

Ich möchte einen Tag erleben, an dem ich nicht „Bedenken" habe, wenn das Telefon klingelt, weil ich völlig fertig bin und nicht weiß, ob ich ein Telefonat schaffe...

Ich möchte einen Tag erleben, an dem ich beim Gassi-Gehen nicht einsame Wege suche, um möglichst niemanden zu treffen, weil mich sowohl das Erzählen, als auch das Stehen überfordert... und mir das alles unglaublich viel Energie raubt...

Ich möchte einen Tag erleben, an dem ich leben kann, wie ein gleichaltriger Gesunder ...

Ich möchte einen Tag erleben, an dem ich nicht aushalten muss, mit anzusehen, wie es vielen MS'lern geht und was eventuell noch auf mich zukommen könnte ...

Ich möchte einen Tag erleben, an dem ich wie früher Multitaskingfähig bin, zig Sachen auf einmal erledigen und gleichzeitig machen kann und es mich erfüllt, anstatt mich anzustrengen....

Ich möchte einen Tag erleben, an dem ich keine Wortfindungsstörungen habe....

Ich möchte einen Tag erleben, an dem ich keine Erinnerungslücken habe ...

Ich möchte einen Tag erleben, an dem mich keine Vergesslichkeit plagt...

Ich möchte einen Tag erleben, an dem ich so lange und so oft shoppen gehen kann, wie ich MAG ...

Ich möchte einen Tag erleben, an dem ich einfach nach Herzenslust leben und ihn mir individuell gestalten kann ...

Ich möchte einen Tag erleben, an dem ich keine Pausen einlegen MUSS ...

Ich möchte einen Tag erleben, an dem ich Filme (im TV oder Kino) sehen kann, ohne dass meine Augen wegrutschen und überfordert sind...

Ich möchte einen Tag erleben, an dem ich ein normales Kälte/Hitze-Empfinden habe...

Ich möchte einen Hitze-Tag erleben, an denen ich keinen ungebetenen Besuch von „Herrn Uhthoff" erhalte....

Ich möchte einen Tag erleben, an dem meine Emotionen nicht MS-bedingt verrücktspielen...

Ich möchte einen Tag erleben, an dem ich keinen Schwindel habe...

Ich möchte einen Tag erleben, an dem mir nicht einfach „alles zu viel" ist...

Ich möchte einen Tag erleben, an dem ich einen wundervollen Kaffeeklatsch bei mir zu Hause organisiere, inclusive „vorher putzen", vorbereiten, backen, Gäste empfangen, genießen und wieder aufräumen) und dann noch FIT zu sein....

Ich möchte einen Tag erleben, an dem ich mich besser abgrenzen kann ...

Ich möchte einen Tag erleben, an dem ich LEBEN, LACHEN und ÜBERTREIBEN kann, ohne ein Risiko einzugehen, dass es mir danach schlecht geht...

Ich möchte einen Tag erleben, an dem ich mich völlig unbedarft freuen kann...

Zum Glück gibt es diese Tage und wenn ich ehrlich bin, sogar recht oft – aber dieser Text ist mitten in der Nacht entstanden, als ich mit allen möglichen Symptomen zu kämpfen hatte und einfach nur das Bedürfnis hatte, „normal" zu sein...

Hallo MS; Hallo Leben und HALLO Angepasstheit!

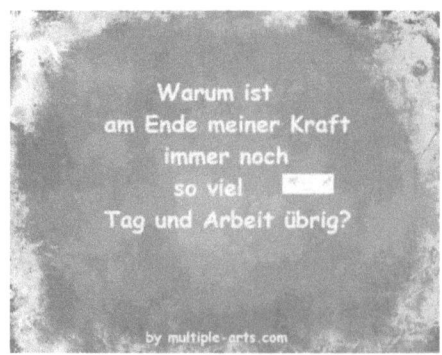

*Gefühls-Looping / Gedankenkarussell

Ein Gedanke ist das DENKEN an etwas, oder etwas, das gerade gedacht worden ist. Sowie eine Meinung, eine Ansicht oder ein Einfall. Der Gedanke ist ein Ergebnis, ein Produkt des Denkprozesses in Form eines Urteils oder eines Begriffs. Gedanken sind gut, denn sie unterstützen uns im Alltag, man macht sich über sich selbst Gedanken und über sein Umfeld, über seine Lebenssituation und Vieles mehr!

In dem Fall von MS-Betroffenen und vielen chronisch Kranken drehen sich allerdings viele Gedanken allzu oft um die entsprechende Krankheit und schnell ist man in dem sogenannten Gedankenkarussell.

„Wiederholungszwang ist ein von Sigmund Freud definierter Begriff zur Begründung des sonst schwer erklärbaren menschlichen Impulses, unangenehme oder sogar schmerzhafte Gedanken, Handlungen, Träume, Spiele, Szenen oder Situationen zu wiederholen." (*Wikipedia)

Allerdings ist es vom normalen Gedankenkarussell bis hin zum zwanghaften Wiederholen noch ein weiter Weg, der allerdings im Bruchteil von Sekunden zu diesem werden kann, wenn man beispielsweise mit einer neuen Diagnose, einer schlechten Nachricht, oder wie bei MS auch mit neuen Symptomen, oder einem Schub konfrontiert wird.

Dann besteht für den Betroffenen ein innerer Drang, bestimmte Dinge zu denken und/oder zu tun. Der Betroffene wehrt sich gegen das Auftreten der Zwänge; er erlebt sie als übertrieben und sinnlos, kann ihnen jedoch willentlich meistens nichts entgegensetzen. Dies löst dann wiederum unzählige von Emotionen aus, wie Wut über sich selbst und auf die Krankheit.

Meistens grübelt man dann einfach zu lange über bestimmte Themen, wie zum Beispiel: „Ob mir dies oder jenes Medikament bei MS hilft?", oder: „Ob ich wohl in 2 Jahren im Rollstuhl sitze?"; „Ob ich noch weiterhin so viel aufgeben muss?", und so weiter!

Es gibt noch viele unterschiedliche Fälle von Grübelzwängen, aber hier geht es eher um diese Gedanken, die man sich macht, wenn man schwer erkrankt ist.

Angst steht beim Grübeln absolut im Vordergrund. Denn man denkt über positive Sachen eher nicht grüblerisch nach, sondern offen und locker mit zwar wiederkehrenden, aber nicht belastenden Gedanken. Bei Ängsten, Zweifeln und Sorgen sieht das anders aus, da es dabei auch meist um eine Lösungsstrategie geht.

Wenn man Gedankengänge nicht ausreichend abschließen kann, so dass sie sich ständig wieder aufdrängen und wiederholt werden müssen, ohne zu einem realen Ergebnis zu gelangen, wird es schwierig, aus der Grübelfalle herauszukommen. Deshalb leiden Betroffene auch oft an quälendem Zweifel. Depressionen und Panikstörungen sind nicht selten die Folge.

Oft treten Zwangsgedanken unabhängig von der klassischen Zwangsstörung auch als Symptome im Rahmen anderer neurologischer und psychiatrischer Erkrankungen auf. Und hier knüpfen wir also bei unserer MS schnell an. Denn je mehr sich das Gedankenkarussell dreht, umso stärker und depressiver werden auch die unerwünschten Gedanken.

Im Endeffekt geht es immer darum, Gefühle wie Angst vor Verwundbarkeit oder Unsicherheit zu überwinden. Man setzt sie also unbewusst dazu ein, um den eigenen Abwehrmechanismus in Gang zu bringen, was wiederum ein Karussell für sich darstellt. Gerne würde man auch Kontrolle über seine Situation behalten, was bei uns MS'lern eine schwierige Sache ist. Die MS hat uns gelehrt, dass wir wenig unter Kontrolle halten können, was diesen Punkt angeht. Wir können lernen, damit umzugehen, aber im Endeffekt macht die MS was sie möchte.

Jeder entwickelt seine eigene Theorie, wie er mit der Krankheit an sich umgeht Die einen schwören auf Medikamente und dämmen somit auch ihre Angst ein, die anderen verurteilen Medikamente und müssen sich dann aber vielleicht vor Außenstehenden noch rechtfertigen.

Wichtig ist, dass man seinen eigenen Weg findet. Wenn man es alleine nicht schafft, sollte man sich nicht scheuen, einen Therapeuten aufzusuchen, der dabei behilflich ist sich selbst wiederzufinden und seine Gedanken zu sortieren. Auch sollte dies niemals mit Scham verbunden sein, denn so, wie wir auch Medikamente einnehmen, so wie ein Diabetiker Insulin spritzen muss, nehmen wir die psychologische Hilfe in Anspruch.

Was kann man also erst einmal versuchen, der Grübelfalle zu entkommen?

Das, was man von Therapeuten immer wieder gesagt bekommt, ist das sogenannte „Stopp-Wort". Sobald die Gedanken, die uns belasten, aufkommen, sollte man sein Stopp-Wort laut sagen Ob es nun „Stopp", „Halt" oder „Nein" ist, spielt erst einmal keine Rolle. Eine rote Karte, die man sich innerlich vorhält funktioniert genauso.

Das hört sich aber einfacher an, als es ist. Mit etwas Übung aber gelingt es manchmal, sich selbst auszubremsen und aus dem Karussell hinauszufinden.

Ein Tipp, den mir meine Therapeutin mal gegeben hat, ist, sich zu überlegen, was als „Schlimmstes" passieren könne. Irgendwie, wenn ich mir dann bildlich das „Schlimmste" ausgemalt hatte, hat es mir auch den Schrecken genommen. Das klappt allerdings bei Alltagsproblemen deutlich besser, als bei MS, denn da möchte man ja eigentlich gar nicht an das Schlimmste denken. Aber ich kenne so viele MS`ler, die meiner Meinung nach schon das „Schlimmste" erlebt haben und wenn man mit ihnen spricht, sprudelt doch oft noch ein Lebenswille und eine Freude herüber, die sehr anrührend und lebensbejahend sind.

Wenn man also einmal seine Gedanken zu Ende denkt, in Ruhe und ohne Panik, dann hilft das oft schon, weil einem dann auch gleichzeitig Lösungsmöglichkeiten einfallen. Diese kann man sich auch schön aufschreiben und sie ich in schlechten Tagen immer mal durchlesen. Das ist sowieso etwas, was ich für wichtig halte: seine schönen Erlebnisse kann man sich notieren und sie wie ein Geschenk dann zu Gemüte führen, wenn man gerade tief unten ist und es scheint, als ob man nicht mehr von alleine hoch käme.

Ebenso sollte man seinen Gedankenkreis unterbrechen, wenn er länger als 20 Minuten dauert. Ob dies tagsüber oder nachts ist. Ein Buch, gute Musik oder ein Sudoku machen – das sind dann nur einige Beispiele für gelungene Ablenkung. Ganz wichtig ist der Austausch mit Anderen über seine Sorgen. Es gibt außer den klassischen Selbsthilfegruppen und Foren, auch immer die Möglichkeit, sich einigen seiner Freunde anzuvertrauen. Manchmal staunt man, wenn man es wagt, wie offen das Gegenüber reagiert. Aber auch hier muss man zum Punkt kommen, sonst überfordert man das Beisammensein.

Es gibt noch weitere Tipps zum Ablenken, wie Sport treiben, Meditieren und ein Hobby auszuüben und Vieles mehr! Denn gerade bei MS und dem oft knappen Energiehaushalt ist es sehr schade, wenn die Haupt-Energie im Gedankenkarussell stecken bleibt, gefangen in ihrer Not und kaum die Luft zum Atmen und LEBEN lässt.

Wichtig ist es außerdem, sich wirklich möglichst nicht über Dinge aufzuregen, die einfach nicht zu ändern sind. Auch das ist nicht einfach, man muss umdenken lernen - aber um nicht wirklich in eine Zwangsstörung zu rutschen, ist es vielleicht ein guter Anfangs-Versuch. Viel Kraft und Energie bleiben für Dinge auf der Strecke, die nicht in unserer Macht stehen. Lernen Sie zu akzeptieren, was Sie nicht ändern können. Wenn all das nicht hilft, sollte man wirklich den Gang zum Therapeuten nicht scheuen. Der Neurologe, das Internet, „Pro Familia" und die DMSG können helfen Adressen zu finden.

Ich versuche vor allem immer dann, wenn mich Gedanken nicht loslassen, an all das Schöne in meinem Leben zu denken. Die Geborgenheit, die ich erfahren darf, an meine Familie, die Kinder … an meine lieben Freunde, an tolle Urlaube und Ereignisse, auf die ich mich noch freue.

Gebt niemals auf – es ist immer irgendetwas da, was es Wert ist, gelebt zu werden. Manchmal müssen wir wirklich etwas an uns arbeiten - liebevoll und achtsam. Das kennen wir ja aber schon durch unsere MS und sind Meister darin. Das schaffen wir auch mit unseren Gedanken. Zu lange Karussell fahren macht schwindelig. In diesem Sinne: passt auf Euch auf und genießt all das, was es zu genießen gibt!

Innerer Friede gelingt, wenn die Sprache der Seele verstanden wird

Wie oft verwenden wir im Sprachgebrauch Sätze wie „Es bricht mir das Herz", oder: „Ich zerplatze vor Wut".
Oft!
Oder auch: „Das liegt mir schwer im Magen"!
Mit der Sprache drückt sich das Zusammenspiel von Körper und Seele aus. Und das meistens ganz unbewusst. Und wie oft haben wir genau diesen „Klumpen", der schwer im Magen liegt, auch als genau diesen wahrgenommen. Schwer, verknotet, belastend... Ganz oft liegt uns dieser Stein nicht nur im Magen, sondern er wandert sogar.
Auch die Wissenschaft geht inzwischen davon aus, dass viele Krankheiten seelische Ursachen haben und behauptet: „Heilung gelingt, wenn die Sprache der Seele verstanden wird". Heilung ist für mich ein weiter Begriff, mit dem man sicherlich vorsichtig umgehen muss.
Wenn mir bei MS jemand von „Heilung ist möglich" spricht, reagiere ich oft allergisch. Nichts desto trotz ist etwas dran an dem Satz, denn in dem Moment, wo wir uns bewusst werden, dass uns etwas auf der Seele lastet, uns etwas im Magen liegt ... ist schon der erste Schritt in die richtige, nämlich bewusste Richtung und damit auch in die heilende Richtung getan. Es ist bei jedem Problem hilfreich, sich des Ursprungs bewusst zu werden. Die Ursache zu erkennen, um das Symptom „behandeln" zu können... Das ist nichts Neues – aber es sich immer wieder bewusst zu machen, hilft, es auch im Alltag anwenden zu können und es vor allem selbstverständlicher anwenden zu können. Im besten Fall würde es uns einfach „in Fleisch und Blut" übergehen und somit würden wir nämlich auch SOFORT mit den heilenden Gedanken beginnen.
MS – das kleine Wörtchen, diese zwei erst einmal unbedeutenden Buchstaben, sie zeigen uns auf ihre Art und Weise deutlich, wo UNSERE Grenzen liegen. Auch die Grenzen der Heilung. Aber auch hier und vielleicht GERADE weil wir solch eine Krankheit mit uns herum tragen müssen, ist es hilfreich, gewisse Symptome sofort „am Schopfe" zu packen. Denn wenn mir MIT MS etwas schwer im Magen liegt, wandert es oft noch dazu und ungefragt in die Beine – lässt sie blei-

schwer werden, lahm und steif. Oder dieser Klumpen wandert in die Arme, macht sie kraftlos und taub. Ganz besonders gerne wandert so ein Kloß auch in den Kopf – lässt uns Schmerzen spüren und/oder Fatigue bekommen. Wenn uns „der Kragen platzt" und wir wütend sind, kann dies die gleichen Auswirkungen haben – ebenso wie der Stein, der uns auf dem Herzen liegt.

Also ist es sicherlich richtig, wenn wir uns selbst gegenüber achtsam sind und uns in Achtsamkeit schulen, wenn wir mehr auf die innere Stimme hören und unserer Intuition vertrauen. Da beginnt Heilung – achtsam sein und handeln – der allererste und doch so überaus wertvolle Schritt.

Bleibt und werdet achtsam Euch selbst gegenüber, versucht, den Kloß im Magen zu deuten, streichelt ihn weg…. Wenn Euch die Galle überläuft, geht hinaus an die Luft und atmet tief durch – es hilft!

Hallo MS; Hallo Achtsamkeit!

*DU
Du bist:
Einzigartig - Unverwechselbar – Du.
Schön, dass es Dich gibt!
Glaube an Dich - vertraue Dir.
Nimm Dich selbst an.
Dann bist Du stark,
spürst die Kraft in Dir,
kannst auf andere zugehen
und zu Deinen Schwächen stehen.
- Udo Hahn -

Es stimmt, wir sind einzigartig. Jeder Mensch ist das, schon einmal rein genetisch gesehen. Wir MS'ler sind sowieso eine seltene Spezies und besonders einzigartig ☺

Einzigartig. Wir haben die Krankheit mit den 1000 Gesichtern, die ich gerne „Fratzen" nenne, da diese noch einzigartiger und vor allem treffender sind. Denn bei MS von Gesichtern zu sprechen, die man sich noch dazu freundlich vorstellt – das mag nicht passen. Fratzen aber, die ja Grimassen ähneln können, verzerrt, gemein, widerlich und bösartig, schadenfroh und hämisch: DAS sind meiner Meinung nach die Gesichter, also Fratzen, der MS! Jede Fratze besteht aus so vielen Mienenspielen, dass sie noch mehr den Bonus „einzigartig" verdient hat.

Unverwechselbar sind wir auch, denn WIR haben immerhin ein, beziehungsweise mehrere Fotos von unserem Gehirn und oft auch von der Wirbelsäule. Das soll uns mal einer nachmachen ☺

Und keines unserer Gehirne sieht gleich aus. Wir haben Flecken und Löcher, wo andere „nur" Masse haben. ☺ Unverwechselbar einzigartig. ☺

Schön, dass es Dich gibt! Stimmt, schön dass es unsereins mit unserer Einzigartigkeit gibt ☺

Glaube an Dich - vertraue Dir: da wird es schon etwas schwieriger… MS hat uns oft auch einen Teil unseres Vertrauens in uns, in unsere Fähigkeiten, unseren Körper und unsere Kontrolle genommen. Das schmerzt und um das „alte" Vertrauen wieder zu erlangen bedarf es sehr viel Arbeit und auch Überzeugungskraft uns selbst gegenüber. Aber ich finde, wir können trotzdem an uns selbst glauben - an unsere Kraft, unseren Kampfgeist und dass wir das sind, was wir wurden… Stolz dürfen wir ebenfalls einmal sein!

Nimm Dich selbst an.
Dann bist Du stark,
spürst die Kraft in Dir
kannst auf andere zugehen
und zu Deinen Schwächen stehen.

Wir nehmen uns selbst an – und zwar in hohem Maße. Wir mussten es auf die harte Art und Weise lernen uns anzunehmen, denn mit unserer MS bleibt uns einfach nichts weiter übrig. Das Pendant wäre AUFGEBEN und das kommt ja nicht in Frage.

Uns anzunehmen mit all unseren Beeinträchtigungen, Verlusten und Einbußen der Lebensqualität: das ist ein Kunststück, das jedem von uns gelungen ist. Jedem! Sonst würden wir dies hier nicht lesen…

Drauf dürfen wir stolz sein, denn wir leisten mehr, deutlich mehr, als die Norm der Gesellschaft. Und diese Kraft, die spüren wir tatsächlich. Täglich und manchmal gar stündlich, weil wir eben nicht aufgeben, weil wir der MS trotzen ihr die Stirn bieten! Das ist eine einzigartige unverwechselbare Leistung!

Zu unseren Schwächen stehen wir ebenfalls täglich, da wir ihnen ununterbrochen begegnen – MS-bedingt. Unsere anderen Schwächen, so, wie sie jeder Mensch hat, die schaffen wir doch mit „links" und ich finde tatsächlich, dass es mir durch die MS und all ihre Unwägbarkeiten leichter fällt, auch zu meinen normalen Schwächen zu stehen. Denn WIR wissen: nicht Schwächen und nicht Stärken machen einen Menschen aus, sondern sein Wesen, sein Charakter und seine Art und Weise mit Menschen, Tieren und Situationen umzugehen.

Wir sind wirklich unverwechselbar und einzigartig – mi oder ohne MS, einfach als Mensch und das ist schön!

Hallo MS, hallo Leben und hallo Einzigartigkeit!

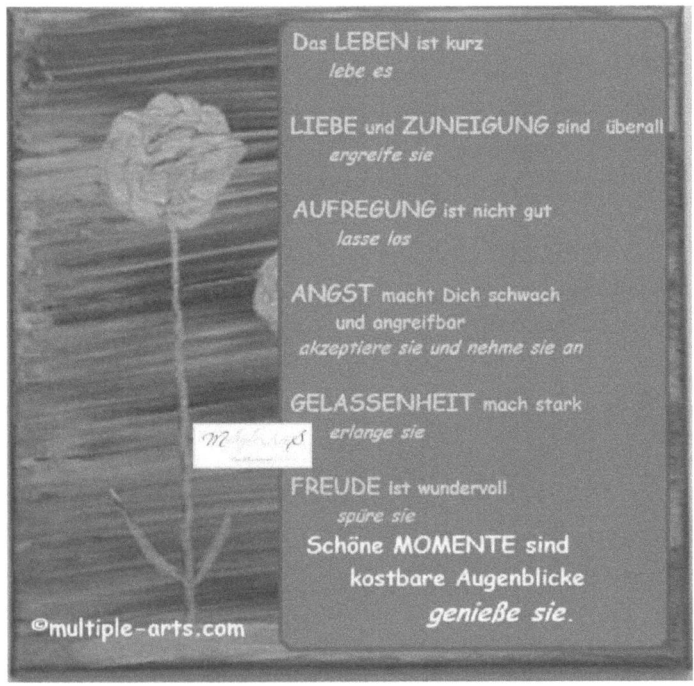

***Weitere Sachen, die man nicht zu chronisch Kranken sagen sollte:*

- ➢ Du musst Dir nur mal einen Tritt in den Hintern geben, dann wird das schon wieder!
- ➢ Niemand hat behauptet, dass das Leben fair sei!
- ➢ Es geht einer Menge Leute viel schlechter als Dir!
- ➢ Naja, jeder ist mal depressiv oder erschöpft!
- ➢ Du solltest mehr Vitamine zu Dir nehmen!
- ➢ Du brauchst ein Hobby!
- ➢ Reiße Dich einfach mal zusammen!
- ➢ Du musst es einfach immer wieder probieren!
- ➢ Du hast doch gar keinen Grund, Dich so zu fühlen!
- ➢ Mach einfach mal eine Pause, dann wird es Dir schon besser gehen!
- ➢ Du magst es nicht, Dich so zu fühlen? Dann ändere EINFACH den Zustand!
- ➢ DU hast es doch so gut! Warum bist Du nicht einfach glücklich?!
- ➢ Ich dachte, Du wärst stärker!
- ➢ Tu so, als ob es nicht da wäre!

**Gut gemeinte Rat-Schläge
können für einen bestens informierten chronisch Kranken
sehr verletzend und auch verwirrend sein!**

Ist es nicht erstaunlich, wie viele Menschen meinen, MS genau zu kennen und Dich immer wieder "aufklären" wollen und Dir noch dazu UNGEFRAGT **"gute Rat-SCHLÄGE"** um die Ohren hauen?

©2014 MULTIPLE-ARTS.com

MITGEFÜHL ohne Mitleid ist die beste Hilfe, die es geben kann!!!!

*Kennst Du das, dass ....

- all deine Knochen schmerzen?
- Dir schon morgens alles zu viel ist?
- Du den Tag am Morgen wie einen großen, kaum erzwingbaren Berg vor Dir siehst?
- Du gleichzeitig frierst und schwitzt?
- Du zufrieden ohne neue Symptome aufwachst, und doch deprimiert bist?
- Dich dieses traurige Gefühl den ganzen Tag über begleitet?
- Du morgens schon so kraftlos bist?
- Du zwar vielleicht keine Schmerzen hast, und Dir trotzdem alles schmerzt und steif ist?
- Du Dich nach dem Duschen schon wieder hinlegen könntest?
- Haare föhnen ein Kraftakt ist, der deine Arme zu Blei werden lässt?
- Du beim Kaffeekochen immer wieder, wirklich immer, alles verschüttest?
- Du nach dem Frühstück nicht weißt, wie und ob Du Deinen Tag schaffst?
- Du dafür in Facebook hängen bleibst? ☺
- Dass du Dich so oft schuldig fühlst…?
- es Dir einfach zu viel ist, immer stark zu sein?
- Du manchmal einfach kaum noch lächeln kannst?
- Du aber an einem schlechten MS-Tag trotzdem super gute Laune hast?
- wenn Dir beim Gassi gehen/ einkaufen zu viele Menschen begegnen und du das Gefühl hast, gleich schreien zu müssen vor Erschöpfung?
- Du abends von „nichts" völlig entkräftet bist?
- Du abends nicht weißt, wohin der Tag so schnell ging?

Kennst Du das?

*SCHLAFSTÖRUNGEN

Schlafstörungen und MS: ein Thema, das gerne nicht ernst genommen wird und das doch enorme Auswirkungen auf den Betroffenen und sein Umfeld und auch auf seine Lebensqualität hat.

Und es ist ein unsichtbares Symptom (meistens jedenfalls, wenn derjenige nicht aussieht wie „völlig übernächtigt").

Ich selbst bin betroffen von starken Ein- und Durchschlafproblemen und werde manchmal richtig wütend, wenn mein Arzt oder Angehörige dann nur „nicken", oder die Problematik gar abtun.

Nicht einschlafen zu können löst wiederum ein Karussell der Gefühle und Probleme aus. Das beliebte Schäfchen-Zählen kann unsereins nur noch kopfschüttelnd und ungläubig verwerfen. Auch manch gut gemeinter Rat, mal heiße Milch mit Honig zu trinken (dazu muss man dies auch erst einmal mögen oder vertragen), oder nicht mehr abends Fern zu schauen, und noch tausend solcher Empfehlungen: dies kann mich schon lange nicht mehr beeindrucken, denn nichts, aber auch gar nichts davon hilft mir.

In Fachzeitschriften liest man im Endeffekt auch immer nur die gleichen Informationen und auch pflanzliche Mittel wie Baldrian, oder andere in der Apotheke erhältliche Schlafmittel, die nicht verschreibungspflichtig sind, hat jeder von uns schon durch probiert. Vorwärts und rückwärts und kreuz und quer. Mir helfen diese Mittelchen alle gar nicht. Wirklich überhaupt nicht. Was mir hilft, sind auch keine Schlaftees, sondern vom Arzt verschriebene Schlaftabletten.

Diese bekomme ich aber weder von meinem Neurologen noch von der Hausärzten gerne verschrieben und muss wirklich immer betteln. Dies verschafft mir dann das Gefühl, ich sei ein Bittsteller und würde etwas Ungeheures, etwas völlig Verbotenes einfordern.

Dabei ist mein größter Wunsch in Bezug auf Schlaf doch nur, einmal ein paar Nächte hintereinander (durch-) schlafen zu können. Oder überhaupt schlafen zu können. Durchschlafen schaffe ich seit Jahrzehnten nicht mehr.

Ich weiß natürlich, dass Schlaftabletten keine Lutschbonbons sind, die man unkontrolliert und allzu häufig verzehren darf. Ich weiß: es sind starke Medikamente.

Was ich mich aber frage: ohne mit der „Wimper zu zucken" bekam ich Interferone verschrieben – ohne großes Nachfragen, denn „es muss ja (angeblich) sein!". Ein wirklich extrem starkes Medikament, das noch dazu durch hohe und schreckliche Nebenwirkungen gekennzeichnet ist. Dass ich selbst mittlerweile keine Interferone mehr spritze und seit dem (!) auch besser schlafe, ist ein anderes Thema, aber auch nicht unwichtig.

Aber dass meine Schlafqualität dermaßen schlecht ist, dass ich schon fast „Angst" vor dem Einschlafen habe (was ich allerdings selbst gut im Griff habe – aber das geht nicht jedem so), dass ich bei Planungen des nächsten Tages immer, wirklich IMMER mit berücksichtigen muss, dass eine wieder einmal schlaflose Nacht alle Pläne über den Haufen werfen kann – das scheint dann mein Problem zu sein und ich werde von den Ärzten alleingelassen.

Ich nehme jeden Abend ein Mittel ein, das schlaffördernd wirkt (ein Antidepressivum, das in niedriger Dosierung nicht aufputschend, sondern einschläfernd wirkt.). Es hilft mir; ich wüsste nicht, wie ich ohne dies zu einem noch so schlechten Schlaf finden sollte und doch REICHT es NICHT.

Schlaf wird überbewertet – das ist ein Spruch von vielen MS`lern, aus dem der blanke Galgenhumor spricht. Und ganz ehrlich: wer möchte jede Nacht aufstehen und „bügeln" oder sonstige Dinge tun? Ich nicht, ich möchte SCHLAFEN. Einfach nur schlafen.

DENN: tagsüber kann ich trotz meiner bleiernen und komatösen Müdigkeit auch nicht schlafen. Es klappt nur sehr sehr selten, dass ich einen Mittagsschlaf halten kann. Und wer meint, dass ich dann abends doch besonders gut einschlafen können müsste: falsch: es geht einfach nicht.

Dann gibt es MS-Betroffene, die zu viel schlafen. Die tagsüber einfach einschlafen – in den unmöglichsten Situationen. Auch das ist schrecklich und schränkt die Lebensqualität genauso ein, denn diesen Betroffenen fehlt schlicht und ergreifend viel Zeit – ihr Tag ist deutlich kürzer und dadurch müssen sie ebenfalls anders planen. Und wirklich ausgeschlafen fühlen sie sich ja ebenfalls nie.

Ein MS`ler, der mit Fatigue zu kämpfen hat und seinen Tag ohnehin schon extrem einteilen muss (das besagte „Energiemanagement"), der noch dazu nie wirklich ausgeschlafen ist und sich IMMER todmüde, erschlagen und erschöpft fühlt, kann sich logischer Weise nie so fühlen, wie sich ein Gesunder nach einer Nacht voll ausreichendem schlaf fühlt. Das heißt, zu unserer sowieso schon erhöhten Kraftaufwendung für einen „normalen" Tag, kommt dann noch die bleierne Müdigkeit hinzu, die durch schlechten Schlaf zusätzlich (!) hervorgerufen wird. Die Themen „MS und Schlaf" nicht miteinander zu verbinden halte ich für fahrlässig, ohne hier auf die Ursachen und Läsionen eingehen zu wollen. Dieser Text ist lediglich ein emotionaler Aufschrei einer chronisch unter mangelndem Schlaf Leidenden!

Wenn ich meine hart verdienten Schlaftabletten nehmen kann, dann geht es mir wirklich deutlich besser. Sicherlich möchte ich sie nicht immer und ständig nehmen müssen, aber es würde uns MS'lern helfen, einen lockeren Umgang seitens der Ärzte erleben zu dürfen.

Schlaf und Lebensqualität – nicht trennbar, sondern sie gehören zusammen. Unsere ohnehin schon stark eingeschränkte Lebensqualität könnte durch einen möglichst angenehmen Schlaf deutlich verbessert werden.

Unser allseits geliebter

SCHLAF

ist heute leider viel zu früh

von uns gegangen.

Zu seinen Ehren tragen wir deshalb
die Augenlider
auf Halbmast.

by multiple-arts.com

PS: Fachartikel zum Thema Schlaf und MS findet man im Internet. Dieser Text ist auch in meinem Buch „UNSICHTBARE SYMPTOME" zu finden.

*SCHWINDEL: der schwankende Gang durch die Hölle

Schwindel. Ein Wort, 8 Buchstaben und die Hölle an Emotionen. Schwindel.

Nicht nur ein Wort, sondern ein ZUSTAND, der aushebelt, der uns aus dem Gleichgewicht bringt, der erniedrigt, und vor allem eins macht: nämlich ANGST!

Angst vor Kontrollverlust, vor einem Sturz, vor einem „Nicht-mehr-handeln-Können", ANGST vor einem neuen Schub.

Bei Schwindel und MS ist es erst einmal gar nicht nötig herauszufinden, um welche Art des Schwindels es sich handelt. Mir ist es zumindest egal in solch einem Moment. Was habe ich davon zu wissen, ob es ein Drehschwindel oder Sonstiges ist? In diesem Moment ist es nur ein grausamer Zustand, der mich in völlige Hilflosigkeit versetzt.

Ich rede nicht von einem kleinen Schwindel, den auch Gesunde kennen. Ich rede von einer Schwindel-Attacke, einem Schwindel-Tsunami, einem ANGRIFF!

Einem Angriff auf meinen Gleichgewichtssinn ebenso, wie auf meine Psyche. Was sich dann wiederum gegenseitig bedingt.

Ich rede von einem Schwindel, den ich zwar kenne, aber doch immer noch und wieder von Überraschung befallen werde, dass er doch so heftig ist. Aufstehen mit Schwindel ist schon ein Kunststück und ich bin dankbar, dass unser Haus Wände hat. ☺

Duschen und frühstücken mit Schwindel kommt schon einem Fallschirmsprung aus unbekannter Höhe gleich. Das Fallen hört nicht auf, das Drehen ebenso wenig wie das Schaukeln. Hinlegen ist also die Devise, aber selbst hier hört das Karussell nicht auf sich zu drehen.

Alltag? Mein Tag für heute ist von ALL dem, was ich geplant hatte verkürzt. Strikt abgeschnitten. Beendet. ICH habe genug damit zu tun, nicht vom Sofa zu fallen, den Hund in den Garten zu lassen und im wahrsten Sinn des Wortes „meine Frau STEHEN /liegen zu können"!

Ein Abenteuer der unschönen Art, ein Erlebnis, das so gar niemand braucht.

Und wieder ist sie da: diese altbekannte Angst. Ich spüre sie, ich rieche sie, wie sie sich schleimig windend und kriechend empor hievt, in mich hinein krabbelt und mein Innerstes verwüstet. Meine Nerven liegen ein weiteres Mal blank (auch im wahrsten Sinn des Wortes) und sie lähmt mich, diese Angst. Sie überfällt mich ebenso wie der Schwindel an sich.

ANGST, dass es ein Schub sein könnte, Angst, dass mir etwas passiert und ich hilflos da liege.

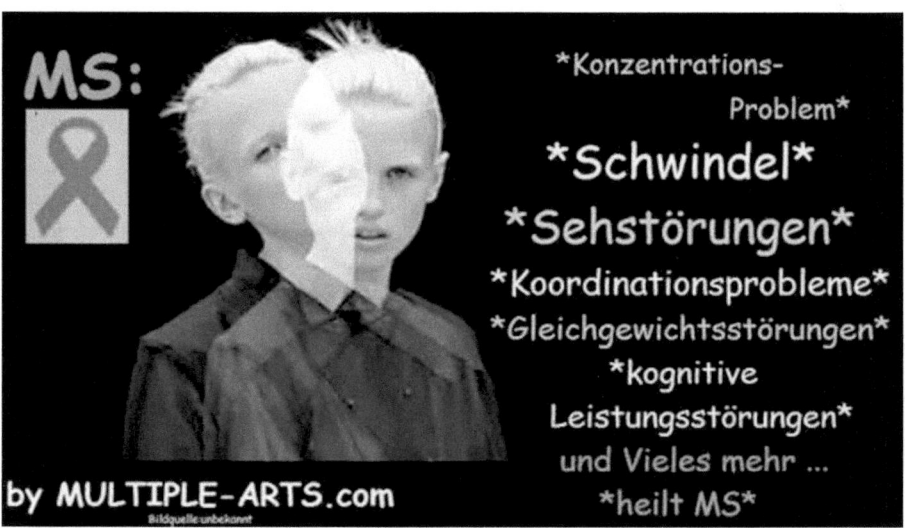

Angst, dass noch mehr Symptome hinzukommen, die sich bereits ankündigen, wie zum Beispiel das verschwommene Sehen, den Blick nicht fixieren können und bei jeder Bewegung der Augen gleich tausend Blitze und Laser-Strahlen umher irrend und auf mich nieder prallend.

Nur ein Zustand?

Nein, ein Alarm-Zustand, eine vernichtende Bestie.

Ein Monster, das mir den letzten Nerv raubt.

Und ein auf die Uhr gucken: wie lange hält dieser „Zustand" nun schon an? Denn die eiserne MS-Regel: hält er 24 Stunden an, dann ab zum Neurologen.

Ein Bangen, ein Hoffen und ich finde mich wieder – mitten im MS-Alltag, mitten im Sturm und mitten in dem „das wird schon wieder"!

Dies sind Tage, auf die ich sehr gerne verzichten würde. Dies sind Tage, die ich gerne streichen würde und die ich all denen, die immer alles besser wissen und meinen, MS sei ja nicht sooo schlimm, gerne mal für nur 10 Minuten wünschen würde.

Ach, 5 Minuten reichen auch, denn der „besserwisserische Normalo" würde innerhalb dieser 5 Minuten schon beim Notarzt angerufen haben. (Liebende und verstehende Angehörige definitiv ausgenommen!!!)

Wir sind es ja gewohnt ... und halten es aus. Aber deshalb halten wir auch durch und das ist gut so.

Durchhalten und nach vorne schauen. Das ist meine Devise heute. Ok, Schauen ist schwierig ☺ Aber den Rest schaffe ich, WIE IMMER, doch spielend - wie alle MS-Kämpfer ☺

*Meine MS und meine Depressionen.

Für mich gehören sie zusammen. Ich weiß nicht mehr, wann was angefangen hat. Wer war zuerst da: die MS, oder die Depression?

Es gibt natürlich auch eine Depression ohne MS und eine MS ohne Depression, wobei Letzteres sicher seltener ist. ☺

Wer behauptet, sich nie Gedanken um die MS und deren Folgen zu machen, der spricht sicher nicht die Wahrheit, oder er hat einen Verdrängungsmechanismus entwickelt, der schon wieder auf seine Weise genial sein muss.

Gehen wir also davon aus, dass sich jeder MS`ler ab und zu, oder auch ständig, Sorgen um seine gesundheitliche Situation und den daraus resultierenden Konsequenzen macht. Da haben wir sie schon, die Depression, denn diese Gedanken machen uns traurig. Es geht um Verlust. Verlust der Gesundheit, Verlust der Mobilität, Energie, Konzentrationsfähigkeit, allgemeinen Leistungsfähigkeit und so weiter.

Verlust und Trauer gehören eng zusammen und bedingen sich. Ja, ich habe Depressionen. Ich finde sie zeitweise ähnlich „lästig" wie die MS.

Aber ich habe bei meiner Art der Depression immerhin das Gefühl, etwas dagegen tun zu können: ich habe jahrelang Psychotherapie gemacht und nehme ein Antidepressivum, das mir auch hilft. Und somit sehe ich meine Depression als nicht mehr überwiegend belastend an. Mit ihr kann ich leben, besser als mit der Fatigue zum Beispiel. Gegen die Fatigue kann ich nicht viel tun. Gegen die MS auch nicht. Mein Lebenswille ist ungebrochen da, ich hungere nach Leben.

Und wenn ich recht überlege, dann kam die Depression mit der MS, nicht vorher. Es ist einfach die Trauer und Angst. Angst, was auf Grund der MS noch auf mich und meine Lieben zukommen wird. Deshalb habe ich mir angewöhnt, noch viel mehr im „Hier und Jetzt" zu leben. Das JETZT zu genießen, wenn es gerade geht. Ich lebe heute und freue mich auf morgen. Ich bin mir aber sehr bewusst, dass ich nur eine leichte Depression habe und ich möchte keinem schwer Depressiven zu nahe treten. Hallo MS!

*Umgib Dich mit denjenigen, die derselben Mission folgen wie Du.

Nur ein Spruch? Nein, ein wahrer und inhaltsvoller Satz. Denn er bedeutet so Vieles und nimmt gerade bei Menschen mit chronischen Krankheiten eine besondere Präsenz ein.

Jeder Mensch sollte sich prinzipiell nur mit Leuten umgeben, die ihm gut tun. Nun ist das im Alltag nicht so einfach, denn man hat „Familie, die man sich nicht aussuchen konnte, man hat Nachbarn, Kollegen und viele Menschen um sich herum, wo keine Wahl besteht, sondern es eine Tatsache, eine Gegebenheit ist, sie zu treffen. Man hat Lieblingskollegen, Lieblingsnachbarn, eine Lieblingsverkäuferin und selbst innerhalb der Familie bevorzugt man den ein oder anderen.

Freunde, so sagt man, kann man sich aussuchen. Aber auch das ist nicht die ganze Wahrheit, denn natürlich kann man sich – auch nach vielen Jahren - von bestimmten Freunden trennen, wenn irgendetwas schief läuft, aber einfach ist das nicht. Auch neue Freunde, die man kennenlernt und vielleicht zu Anfang ganz begeistert ist, wird man nicht mehr so schnell „los", wenn sich herausstellt, dass es doch nicht so passt… Im Endeffekt ist jedes „Kennen" eine Art Beziehung, die unter bestimmten Etiketten steht. Man weiß, wie man sich zu benehmen hat, wie man sich verhält und wie man so manchem Streit aus dem Weg geht.

Ich war jahrelang eher darauf bedacht, dass alles gut und harmonisch ablaufen soll und es sich schon finden würde. Mich von Freunden zu trennen, wäre mir nie in den Sinn gekommen. Ich dachte immer, ich würde gerne jeden auf seine Art mögen, auch wenn sie mir noch so verschroben vorkamen.

Das hat sich stark, sehr stark verändert und zwar mehrmals in meinem Leben. Zum letzten Mal vor einigen Jahren, als es mit meiner MS und der dazugehörigen Fatigue dermaßen bergab ging, dass ich es mit Arbeiten gehen und Haushalt nicht mehr geschafft habe, abends oder am Wochenende noch auszugehen. Vorher war ich ständig unterwegs, habe keine Party ausgelassen und war ein Tausendsassa. Das hat sich relativ schlagartig verändert, da es mir recht plötzlich so deutlich schlechter ging.

Irgendwann hat man mich schon nicht mehr gefragt, ob ich mitkommen möchte, was ja an sich auch schon sehr kränkend ist. Dann habe ich, wie viele von Euch, einige unschöne Dinge mit Freunden erlebt und bin vor allem bei einigen (Wenigen zum Glück) auf sehr großes Unverständnis bezüglich meiner Form der MS gestoßen. Man hat mich nicht verstanden, man hat mir nicht geglaubt und gar noch unterstellt, ich würde simulieren.

Da, wirklich spätestens da, war mir klar, dass diese Menschen keine Freunde sind. Wahre Freunde, die ich heute noch habe, haben sich anders verhalten. Sicherlich konnten sie mein plötzlich verändertes Verhalten nicht wirklich begreifen und verstehen (zumal ich ja immer noch wie das „blühende Leben" aussah), aber sie haben mir geglaubt und haben auch an mich geglaubt und an unsere gemeinsame Beziehung.

Zu diesem Zeitpunkt habe ich begriffen, dass der oben genannte Spruch sehr wichtig und richtig ist und für mein Seelenheil unermesslich wichtig ist. Von da an habe ich mich daran gehalten, habe rigoros Freunde aussortiert und mich jahrelang auch nur noch mit engen und wohlwollenden Freunden umgeben. Selbst jetzt passiert es noch ab und zu, dass ich mich von Freunden trennen muss, weil ich tief in mir spüre, dass sie mir nicht gut tun.

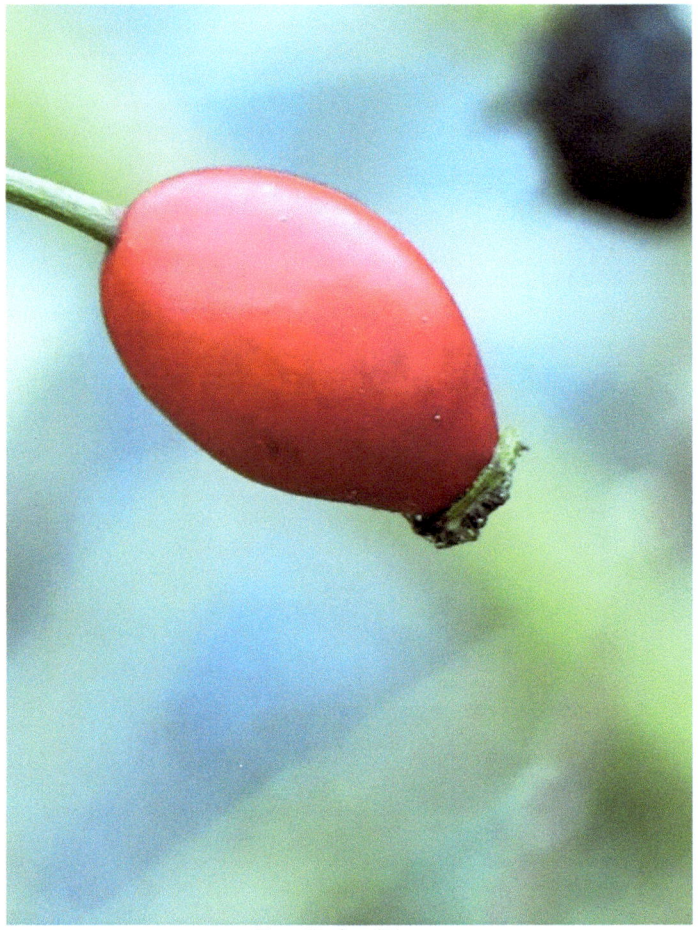

Foto: Norbert Dittmar

Wenn ich mich stundenlang über Dinge wie „Haushalt" unterhalten muss, weil eine Freundin sonst nichts in ihrem Leben hat und sie so gar nicht in meine Welt eintauchen kann, mag ich sie zwar noch, aber sie tut mir nicht gut. Ihre Themen nerven mich schlicht und ergreifend, rauben mir Energie und Kraft und es geht mir nach einem Treffen schlechter als vorher. Die sanfte allmählich ausklingende

Trennung tut mir heute noch weh, aber sie hat wirklich keinen wichtigen Platz mehr in meinem Leben. Es raubt mir ZU viel Energie, mich über nichtssagende Themen unterhalten zu „müssen"!

Also beschließe ich für mich, dass es für mich und meine MS, die mich sowieso schon so viel Kraft und Energie kostet, notwendig ist, mich auf die Menschen zu beschränken, die mir gut tun. Beziehungen, in denen ein Geben und Nehmen herrscht, eine Ausgewogenheit, Friede und Gleichklang. Ich bin froh, dass es diese Menschen noch in meinem Leben gibt und hier genieße ich auch jedes Zusammensein und jedes Gespräch.

Manche Menschen behalte ich in meinem Herzen, aber sie haben keinen Platz mehr in meinem Leben.

Hallo MS, hallo Freundschaft, hallo LEBEN.

*„Scheitern ist ein Umweg, keine Sackgasse"

So ist das wohl, auch wenn man es nicht direkt begreifen möchte. Das Wort „Scheitern" ist allein schon so negativ behaftet. Es bedeutet ja auch „Versagen" und „Nicht den Anforderungen entsprechen". Grauenvoll!

Zumal man dann vom eigenen Fehlverhalten spricht, das man durch sein Handeln oder durch seinen körperlich-geistigen Zustand zu verantworten hat. Fehlverhalten kann demnach also sowohl wissentlich als auch unwissentlich begangen werden. Diese Definition macht Angst, denn man selbst möchte niemals einen großen Fehler begehen, noch einen Schaden anrichten. Denn dann müsste man sich ja womöglich noch mit dem Thema „Schuld" befassen! Aber trotzdem hat mich dieser Satz angesprochen und vermutlich, weil er auf unsere MS zutrifft.

Wir scheitern täglich aufgrund der MS: ich scheitere oft schon beim morgendlichen Aufstehen daran, dass meine Beine beim Berühren des Fußbodens nachgeben und ich solche Schwindel-Momente habe, dass ich kaum gerade gehen kann. Ich scheitere das nächste Mal, wenn ich mir die Zähne putze, weil ich 100%ig die Zahnpasta-Tube nicht auf

Anhieb öffnen kann, oder sie mir „um die Ohren fliegt" weil meine Feinmotorik mich im Stich gelassen hat. Das nächste Mal scheitere ich beim Einsteigen in die Badewanne, wenn ich duschen möchte, da ich fast immer mit dem Bein hängen bleibe.

Und doch kann ich mir diesbezüglich keine Schuld geben. Es ist ein klares Scheitern im Vergleich zu gleichaltrigen Gesunden (und das täglich bei den immer gleichen Dinge wiederkehrend), aber ich kann nichts dafür. Mein vernarbtes MS-Gehirn beschert mir dieses „Scheitern" und beschert es mir in aller Regelmäßigkeit mit Freude auch noch im weiteren Tagesverlauf.

Dieses Scheitern ist anders – es löst keine Schuld in mir aus und ich fühle mich auch nicht wirklich „gescheitert". Ich bin wütend. Wütend auf die MS und deren Symptome und damit auf die Umstände. Aber ich versuche es mit Humor zu nehmen – mit Situationskomik und einem Augenzwinkern. Frei nach dem Motto: „Same procedure as every year!" Mein armes Gehirn kann nicht anders. Es scheitert, ohne dass es es möchte. Manchmal kann es sich kaum noch an das Scheitern erinnern, oder die gesendeten Befehle des Gehirns kommen einfach nicht dort an, wo sie hingehören – oder aber sie kommen zu spät an. Dann passieren mir diese Ungeschicke ☺

Der oben genannte „Umweg" besteht dann darin, dass ich für all das Beschriebene länger brauche und es komplizierter ausführen muss, um es mir einfacher zu machen.

Ein Widerspruch?

Nein: MS-Taktik.

Zu wissen, dass der Befehl, das Bein entsprechend hoch und im richtigen Winkel in die Badewanne zum Duschen zu hieven nicht funktioniert – da kann man, wie es jeder Betroffene kennt, eigene Taktiken entwickeln. Sie dauern etwas länger, aber sie fordern das Hirn. Umwege, die sich lohnen.

So kann sicher jeder MS'ler unzählige Begebenheiten und Beispiele erzählen ☺ Wir sind es gewohnt, dass selten noch etwas „direkt" und auf „direktem Wege" klappt – aber das haut uns nicht um. Die Not macht uns wie immer erfinderisch, lässt die Synapsen hüpfen, die Gehirnhälften tanzen und die Nervenleitbahnen singen. Also auf ins Gestöber der Umwege mit einem Augenzwinkern – versteht sich ☺

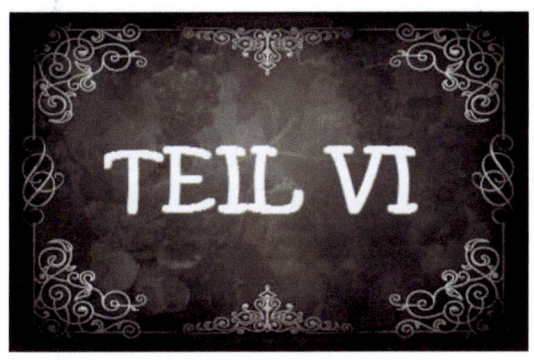

Interviews

„Da ich weiß, dass Du schon mit Depressionen zu tun hattest, habe ich für Dich ein paar Fragen zusammengestellt. Wenn Du eine Frage nicht beantworten möchtest, ist das ok – vielen Dank schon mal!"

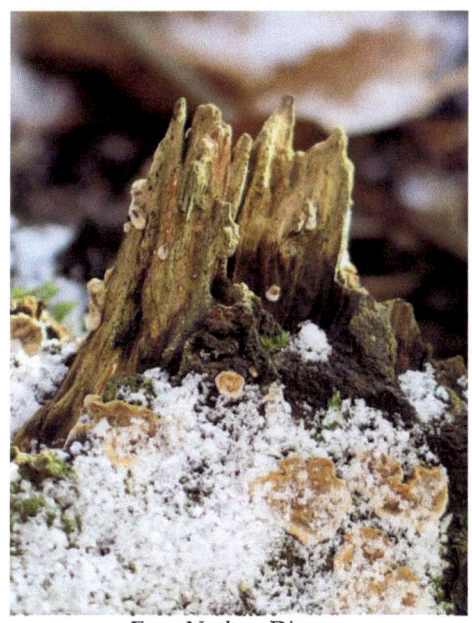

Foto: Norbert Dittmar

INTERVIEW 1: X., männlich, 58 Jahre alt

Wann hattest Du zum ersten Mal Depressionen?

Mein erster eigener Eindruck, dass es sich bei meinem damaligen Zustand „auch um Depressionen" und nicht nur um ein heftiges Alkoholproblem handeln könnte, kam in meiner letzten Phase als Alkoholiker in den Jahren 1997 bis 2000 auf. Zu meinem Glück hat ein „innerer Reflex" wohl im sprichwörtlich allerletzten Moment den Gang zum Hausarzt und eine sofortige (und sogar selbst verordnete) „Null Toleranz Grenze" im weiteren Umgang mit Alkohol verursacht. Die Gespräche mit dem Hausarzt liefen nachfolgend dann auch direkt und bereits ganz gezielt auf eine Behandlung durch einen Psychotherapeuten hinaus, eine spezielle Alkoholentgiftung wurde zu meinem eigenen Erstaunen damals nicht als wichtigster Schritt betrachtet. Es war also für Hausarzt und Therapeuten von Beginn an ein Problem, das auf Depressionen beruhte.

Wann sind sie erneut aufgetreten und wie lange hat die depressive Phase gedauert?

Im Verlauf der nachfolgenden 12 Jahre von 2000 bis 2012 befand ich mich zu Beginn meiner langjährigen Therapiezeit zuerst in einer Kurzzeittherapie, direkt im übergehenden Anschluss in einer langwierigen Psychoanalyse und einem (ich nenne es einfach mal so) „Nachschlag".

Mit einem gewissen Abstand wurde (höchstwahrscheinlich durch den Auslöser „Mieterproblematik") eine erneute und längere Behandlung notwendig. Den bisherigen Abschluss bildete eine neue – aber im zeitlichen Umfang zu früheren Behandlungen – eher kurzzeitige Behandlung nach einem „Mobbing"-Vorfall auf meiner Arbeitsstelle.

Warst Du krankgeschrieben in dieser Zeit?

Bereits durch die Alkoholprobleme im Vorfeld von 2000 kam es immer wieder zu kurzeitigen Ausfällen ohne Krankschreibung, aber auch zu regulären Wochenmäßigen Krankschreibungen auf Grund diverser (Allerwelts-) Erkrankungen wie zum Beispiel Erkältungen und Magen-Darm-Problemen. Der Übergang des eigentlichen Krankschreibungsgrundes durch den Arzt ist im Nachhinein sicherlich (wenigstens zum Teil) auch als fließender Übergang zur Depression zu betrachten.

Auf Grund meiner ganz persönlichen Arbeitsplatzproblematik und der damit in Verbindung stehenden „ganz massiven inneren Zerrissenheit" über viele Jahre hinweg, war eine „Auszeit im Jahren besagter Krankschreibungen" auch sicherlich tatsächlich notwendig.

Kannst Du versuchen zu erklären, wie man sich als Depressiver fühlt?

Ich habe mich komplett neben der Spur gefühlt, mein Leben als gänzlich sinnlos empfunden und habe mir auch zu einem bestimmtem Moment ernsthaft nur noch gewünscht, dass ich am folgenden Tag nicht mehr aufwachen würde … und ich – die Situation eher romantisierend betrachtet – recht bequem in einen tiefen und endlosen Schlaf versinke, damit der innere Druck (wie bei einem Kessel, der ganz knapp vor dem Zerbersten ist) und die Belastungen „endlich aufhören"!

Darüber hinaus gehören die in diesem Zusammenhang immer wieder aufgeführten Aussagen dazu: bis ans Limit komplett ausgelaugt und gänzlich Kraftlos, keine Möglichkeit, sich selbst auf irgend eine Art und Weise auf die Beine zu bekommen (was auch tatsächlich generell NUR mit professioneller Hilfe gelingen kann, und nicht über das Lesen von Ratgeberbüchern und der sicher wohlwollenden Hilfe von Freund und Familie).

Was hat Dir geholfen?

Ganz praktisch hat mir geholfen, dass

a) meinerseits irgendwann eine Einsicht vorhanden war, dass ich mein weiteres Leben wieder in den Griff bekommen will und auch muss ... und ich hierzu bereit war, aus eigenen Stücken auf Alkohol zu verzichten, und mich mit der Gesamtproblematik mit professioneller Hilfe auseinanderzusetzen.

b) mein Hausarzt - in seiner auch zusätzlich sehr angenehm empfundenen und sehr persönlichen Art und Weise – die allerersten Weichenstellungen sehr passend getroffen hatte ... und ich nachfolgend auf Anhieb mit dem ersten Therapeuten direkt meinen passenden Ansprechpartner für die nächsten notwendigen Behandlungen gefunden habe.

Dies erscheint mir auch aus dem Blickpunkt extrem wichtig, dass einerseits diese Erfahrung mit dem „ersten Therapeuten, der direkt passt" überhaupt nicht selbstverständlich sein muss und auch praktisch sehr oft nicht zutrifft – und dass andererseits in der jetzigen Zeit (01/2016) die Zugänge zu Therapie-Termine mit unerträglichen und nicht akzeptablen Wartezeiten verbunden sind (was nicht im Interesse einer Genesung des Patienten sein kann).

c) bei mir von Anfang an ein sehr starkes Redebedürfnis gegenüber dem Therapeuten bestanden hat: das, was man gerne als „Öffnen" bezeichnet, war bei mir wohl durch das Erreichen meiner persönlichen Schmerzgrenze in Bezug auf die Depression ganz automatisch vorhanden. Dies hat zwar nichts mit den durchaus äußerst unangenehmen Erkenntnissen in der Therapie zu tun, erleichtert aber durch die eigene vorhandene Bereitschaft zum Gespräch, den Einstieg und das Fortkommen innerhalb der Behandlung enorm.

Im Übrigen empfand ich die „allerschlimmsten Momente" in meiner Therapie – und es gab reichlich davon – als die wirklich allerbesten und nützlichsten Momente. Wenn es nur irgendwie vorstellbar ist, sollte man als Patient darauf „vorbereitet sein", aber keine Angst davor zu haben, weil dies ja nun mal den eigentlichen Heilungsprozess ausmacht.

Mir ist aber auch klar, dass dies eine reine Empfehlung und ein subjektiver Eindruck ist. Ich habe z.B. einen Kollegen, der krankheitsbedingt in regelmäßigen Abständen Magen- und Darmspiegelungen zur Kontrolle seines Zustands vornehmen lassen muss: er ist dies gewohnt und kommt damit für mich Überraschenderweise sehr gut zurecht, könnte sich aber im Leben nicht vorstellen, eine Psychotherapie „über sich ergehen zu lassen" ... so wie ich umgekehrt heilfroh bin, wenn mir jegliche Untersuchungen in seinem Bereich erspart bleiben.

d) ganz persönlich und speziell MIR hat darüber hinaus geholfen, dass ich einen sehr eigenen Wunsch hatte, wieder gesund zu werden: „meine Musik" wieder „zurück zu bekommen" und auch „wieder genießen zu können". Und so einen konkreten Wunsch – der sich in so einer konkreten und wichtigen Situation als extrem hilfreich heraus stellen kann - hat nun mal nicht jeder Patient.

Ich war als (vor der Depressionserkrankung eher als Hobby, nach der Behandlung dann wunschgemäß semiprofessionell im Nebenerwerb tätiger) Musiker auf jeden Fall heilfroh, diesen enormen zusätzlichen Anreiz nutzen zu können.

Was konntest Du in dieser Zeit gar nicht ertragen?

Fällt mir schwer zu sagen, weil mir zu diesem Zeitpunkt (wenigstens in der ersten Hälfte der gesamten Behandlung) alles relativ unerträglich erschien. Da gab es – wenigstens nach meinem Empfinden – keine negativen Highlights; vielleicht wird dies aber zusätzlich unter Punkt 8) noch mal deutlich.

Hast Du Tipps für Betroffene?

Im Nachhinein ist es immer leichter, Tipps zu geben, die man allerdings selbst vorher in der Situation auch nicht beherzigt hätte. Vielleicht ist es gut, sich eine Vorstellung zu machen, wie viel kostbare Lebenszeit einem als Betroffenem verloren geht, wenn man so eine doch auch recht heimtückische Krankheit so lange wie nur möglich (aus der Sicht des Patienten aber auch verständlicherweise) ignoriert und somit einem Heilungs- und Verbesserungsprozess selbst im Weg steht. Meine Formel lautet daher im Nachgang: es geht mit einer Depressionserkrankung sehr viel wertvolle Lebenszeit verloren, die man nicht mehr aufholen kann: und das ist sicherlich sehr schade, aber leider auch Krankheitsbedingt gar nicht wirklich vermeidbar: man muss erst die persönlichen Schmerzgrenze bzgl. der individuellen Leidensfähigkeit erreichen, um eine Veränderung wirklich zu wollen und auch in die Wege zu leiten bzw. nachhaltig in einer Therapie zu verbleiben.

Wenn ich in meinem persönlichem Fall schon sehr viel früher eine Behandlung in Anspruch genommen hätte, wäre das hierdurch entstandene Potential und die Verbesserung der Lebensqualität evtl. in einem noch viel weiterem Maß zur Geltung gekommen, wie es nun letztendlich gelaufen ist. Aber ich muss auch sagen: es ist so wie es ist vollkommen in Ordnung; es scheint alles – auch Zeitlich – so zu passen, wie es ist. dadurch wird auch wohl die „verlorene Zeit" nicht erneut zu einem Problem, das ggf. zu neuen Frustrationen führt.

Hast Du Tipps für Angehörige?

Vielleicht auch nur wie folgt: solange erkennbar ist, dass sich ein Angehöriger als betroffener Patient Mühe gibt, wieder mit professioneller Hilfe auf die Beine zu kommen (egal wie langwierig und problematisch dies im Einzelfall auch sein kann), sollte man evtl. Vorhaltungen vermeiden, die dem Patienten den Eindruck vermitteln könnten, dass er eine Belastung darstellt. Dies ist sicherlich „Kontraproduktiv": er unternimmt ja bereits alles Mögliche, um seinen Zustand dauerhaft zu verbessern ... und kann Folge dessen den Verlauf der Genesung nicht beeinflussen.

Ein Problem kann andererseits entstehen, wenn ein betr. Patient nicht wirklich professionelle Hilfe und entsprechende Maßnahmen ergreift, um eine tiefgreifende Änderung seines Zustands zu erlangen. In so einem Fall besteht für Angehörige in der schlimmsten Variante die Option eine sogenannten „Ko-Abhängigkeit", die den Angehörigen u.U. selbst in eine Krise manövriert. Wie immer sind aber auch in diesem fall, die Übergänge fließend, und man wird nicht pauschal urteilen können.

Was möchtest Du noch unbedingt loswerden?

Alles, was hier von mir vorgebracht wurde, kann ich nur auf Basis meiner Erfahrungen vorbringen: es sind also im Endeffekt sehr persönliche Aussagen und Ansichten, die zwar durchaus eine gewisse allgemeine Verbindlichkeit beinhalten … aber keinesfalls einen allgemeingültigen Anspruch erheben können.

Es gibt genügend unterschiedliche Krankheitsbilder und Ursachen innerhalb des Gesamtbegriffs „Depression", die es fast unmöglich machen, eine Verallgemeinerung vorzunehmen. Bei manchen Patienten hilft bereis eine alleinige Kurzzeittherapie, um wieder auf die Beine zu kommen. Und bei anderen Patienten ist eine zusätzliche medikamentöse Behandlung notwendig, oder ist sogar nach sehr vielen Therapiestunden die einzige Möglichkeiten, den Patienten dauerhaft „über Wasser" zu halten.

Ich denke, dass es sehr wichtig ist, den behandelnden Ärzten und Therapeuten so viel wie nur mögliche Hinweise auf evtl. „eigene vermeintliche Leichen im Keller" zu geben, damit die behandelnden Fachleute darauf eingehen können. Persönlich habe ich immer nach dem Motto gehandelt: lieber sehr viel mehr Einblick und Infos über eventuell aus eigener Sicht eher unbedeutende Dinge zu geben, als irgendetwas im Endeffekt doch Maßgebliches nicht erwähnt zu haben. Der arme Therapeut kann einem ja als Patient gerne leidtun, weil er sich das alles anhören muss … aber genau dies ist ja seine Arbeit, und er wird schon äußerst professionell im Rahmen des individuellen Heilungsprozess entscheiden, was nun Bedeutung hat oder auch nicht.

Und von daher ist ja auch die Auswahl eines „passenden Therapeuten" letztendlich durchaus ein sehr relevantes Thema: es kann den gesamten Heilungsprozess sehr positiv beeinflussen.

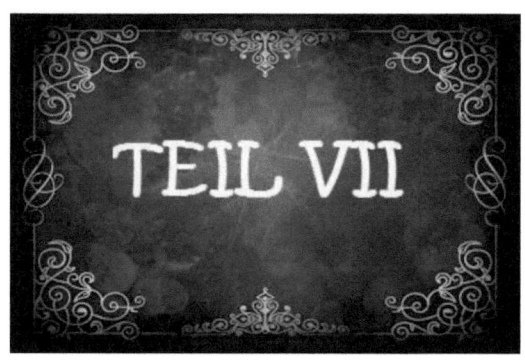

Verschiedenes:

Links und Quellenangabe:

www.multiple-arts.com
www.dmsg.de
www.amsel.de
www.krebshilfe.de
www.lebenshilfe-abc.de
www.curado.de
www.profamilia.de
www.pixabay.com

Schlusswort

Lieber Leser, ich hoffe, ich konnte Ihnen als Betroffener und Ihnen als Angehöriger einen kleinen Einblick in das schwierige und umfassende Thema „Bewältigung chronischer Krankheiten" und „Depressionen" geben.

Mir ist es wichtig, dass es verständlich wurde, dass ein Depressiver nicht willentlich fröhlich sein kann, so wie ein Fatigue'ler nicht mitten in der „Attacke" vor Energie sprühen kann. Nichts desto trotz bin ich wiederum der festen Überzeugung, dass man sich seinem Schicksal nicht hingeben muss, sondern es gute Therapien gibt, die weiter helfen. Seien es Medikamente und/oder Psychotherapie und andere Formen der Hilfestellung. Jeder Betroffene hat meiner Meinung nach die Verantwortung (sich und einen nahen Angehörigen gegenüber), etwas für seine Gesundheit zu tun. Dass es dabei verschiedene Möglichkeiten und Auswahlkriterien gibt ist gut und es sollte ebenfalls gut überlegt werden, welche Hilfsangebote zu einem selbst passen. Aber man sollte etwas tun! Mir geht es immer so, dass ich mit beeinträchtigten Menschen (welcher Form auch immer) besser umgehen kann, wenn ich merke, dass sie sich ihrer Krankheit stellen. Das müssen keine Medikamente sein, wenn diese jemand ablehnt, aber das Spüren, dass der Betroffene GEWILLT ist, der Krankheit die Stirn zu bieten, erzeugt immer Respekt und Toleranz meinerseits. Gerade bei depressiven Menschen, die sich eventuell körperlich UND geistig verändern und man als Angehöriger wirklich viel Geduld braucht, muss dieser Angehörige aber das Gefühl haben, dass der Kranke bereit ist, etwas zu „tun"! Ich erwähne dies hier zum Schluss noch einmal gesondert, da ich von vielen Angehörigen gehört haben, dass sie sich so machtlos und ausgeliefert fühlen, weil ihr depressiver Partner nichts unternimmt, um aus diesem Tief herauszukommen und sie ihn auch zu nichts bewegen können. So etwas ist tragisch und wird auch in keiner Hinsicht gut enden. Eine Beziehung kann nur im gegenseitigen Einvernehmen bestehen bleiben und eine Krankheit wie Depression MUSS behandelt werden.

Ich wünsche jedem Leser von Herzen, dass ihm dieser Weg gelingen möge und Sie, oder Ihr Angehöriger aus dem Tief der Depression herausfinden.

Herzlichst,

Heike Führ

DANKE

Ich danke meiner treuen Leserschaft und kann immer wieder nur beteuern, dass es mir sehr viel bedeutet, dass meine Bücher von so vielen Menschen gelesen werden ☺ Das ist wirklich der schönste Lohn.

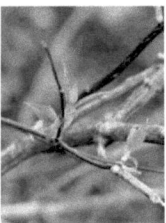

Ein ganz besonderes Danke an Norbert Dittmar, der mir seine wundervollen Fotos zur Verfügung gestellt hat und mich täglich mit seinen Posts, liebevollen Kommentaren und Bemerkungen erfreut!

Danke an meinen Mann Peter ☺ Du weißt warum!!!!

Danke an meine vielfältigen Interviewpartner und Eure Offenheit.

Danke an **Anja Kaufmann**, meine treue Freundin, Muse und Kritikerin – Du bist unbezahlbar ☺

Die Homepage der Autorin
zum Thema MS (Multiple Sklerose)
www.multiple-arts.com
Und auf Facebook: MULTIPLE ARTS

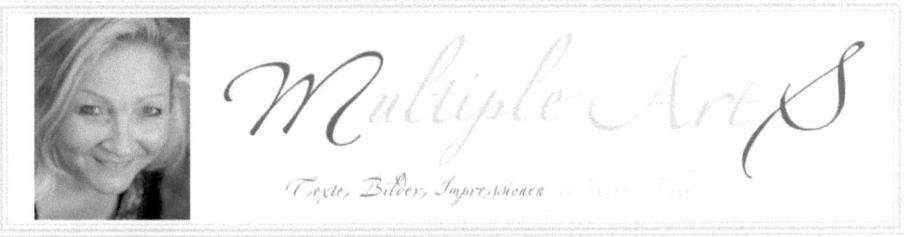

Weitere Homepages der Autorin:
www.heikef.jimdo.com

Heike Führ wurde 1962 in Mainz geboren, ist verheiratet und hat 2 erwachsene Kinder, sowie den Seelenhund Smiley.

Sie ist eine ausgebildete Erzieherin mit vielen pädagogischen und psychologischen Fort- und Weiterbildungen. Sie gründete einen privaten „Vor-Kindergarten" und war jahrelang damit selbständig; später dann als Gruppenleitung in einer Kindertagesstätte. Außerdem belegte sie zusätzlich noch mehrere Kurse für „Yoga mit Kindern".

Führ setzt sich mit dem Thema „Multiple Sklerose" auseinander und führt zur Information darüber eine Webseite und eine gleichnamige sehr lebendig laufende Facebook-Seite. Seit 1994 ist sie selbst an MS erkrankt und hat bereits 7 MS-Begleitbücher, 2 Kinderbücher und 3 Rezeptbücher geschrieben.

Als freie Journalistin ist sie in verschiedenen Medien unterwegs.

Die Bücher der Autorin:

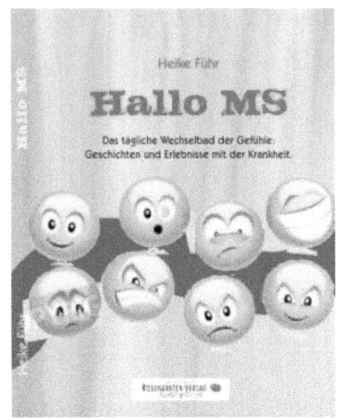

HALLO MS

MS: 2 Buchstaben, die eine vermeintlich geordnete Welt von heute auf morgen auf den Kopf stellen". So beschreibt Heike Führ den Tag ihrer Diagnosestellung. Wie sie ihren Alltag mit einer solch tückischen und bis lang noch unheilbaren Krankheit meistert, beschreibt sie vor allem mit viel Humor und reflektiert in einer gelungenen Mischung aus Problematisierung und Relativierung. Nie werden die Herausforderungen der Krankheit geleugnet und doch triumphiert immer ihr optimistischer Kampfgeist und zeigt eindrucksvoll und selbstkritisch ihren eigenen Weg der Lebensfreude. Die Autorin weigert sich zu resignieren und erzählt ihre kleinen Alltagsfreuden, gespickt mit den Unwägbarkeiten, die durch ihre MS-Symptome unweigerlich dabei sind. "Hallo MS": nicht mehr, nicht weniger. Ein Buch, das Mut macht und Hoffnung weckt, das Anteilnahme authentisch vermittelt, Hilfestellung für den Alltag gibt und sowohl Betroffenen, als auch Angehörigen einen Einblick in die emotionale Verfassung eines chronisch kranken Menschen bietet, Ängste und Sorgen aufzeigt, aber dabei immer nach vorne schaut und niemals vor Selbstmitleid trieft. Kurzweilig und sehr alltagsnah - somit für Jedermann interessant.

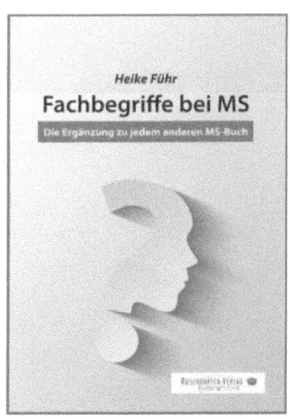

Dieses Büchlein ist ein Wegweiser durch den Dschungel der medizinischen Fachbegriffe und vor allem durch das Chaos der komplizierten Ausdrücke rund um Multiple Sklerose (MS). Aber auch viele andere chronisch Kranke werden hier ein sehr hilfreiches Nachschlagewerk finden.

Manchmal ist es einfacher, schneller und unkomplizierter, ein kompaktes Büchlein in der Hand zu halten, als sich durch viele verschiedene Bücher oder das Internet zu kämpfen. Deshalb ist das Buch einfach nur als Nachschlagewerk gedacht und befasst sich mit den gängigsten Begriffen rund um die MS. Von medizinischen Wörtern über psychologische Fachbegriffe und sonstige Therapien. Am Ende ließ es sich die Autorin nicht nehmen, noch einmal ein paar eigene Texte hinzu zu fügen. Diese passen perfekt zu ihrem 1. MS-Buch "Hallo MS", das ebenfalls im Rosengarten-Verlag erschienen ist. Außerdem passt dieses Lexikon der Fachbegriffe zu jedem anderen MS-Buch und ergänzt sie um ein Vielfaches.

Taschenbuch: 88 Seiten - Verlag: A.S. Rosengarten-Verlag; Auflage: 1. (3. April 2015) - ISBN-10: 3945015162

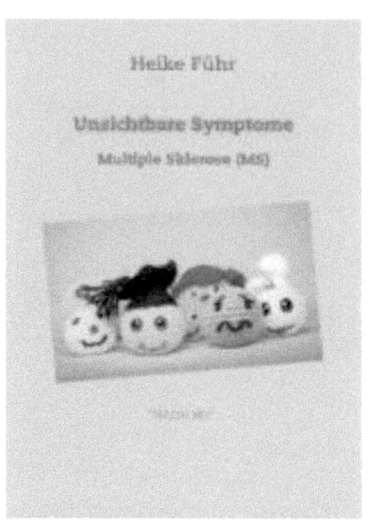

UNSICHTBARE Symptome

Nach dem erfolgreichen Erstlingswerk „Hallo MS" und dem kleinen Ratgeber „SEXUALITÄT/Tipps bei chronischen Erkrankungen", nimmt sich die Autorin diesmal den „UNSICHTBAREN SYMPTOMEN" der MS (Multiple Sklerose) an. Sätze wie „Du siehst gar nicht krank aus!", oder gut gemeinte Ratschläge, wie „Du musst Dich nur mal ordentlich ausschlafen", kann kein ernsthaft Erkrankter mehr hören. Heike Führ erklärt anschaulich die unsichtbaren Symptome der MS. Ihre Texte sind voller Emotionen, Optimismus, Lebensmut und auch Sarkasmus geschrieben. Sie beschreiben sowohl Betroffenen, als auch Angehörigen in aller Deutlichkeit, warum nicht sichtbare Symptome ebenfalls ein ernstzunehmendes Problem darstellen. Außerdem zeigt sie auf, wie kränkend es für Betroffene ist, wenn man diese Symptome nicht wahrnimmt und ihnen vor allem keinen Glauben schenkt. Nicht nur für MS`ler und Außenstehende, auch für viele andere chronisch Kranke ist dieses Buch Balsam auf der Seele.

Taschenbuch: 84 Seiten - Verlag: Books on Demand; Auflage: 1 (22. Januar 2015) - ISBN-10: 3734755646

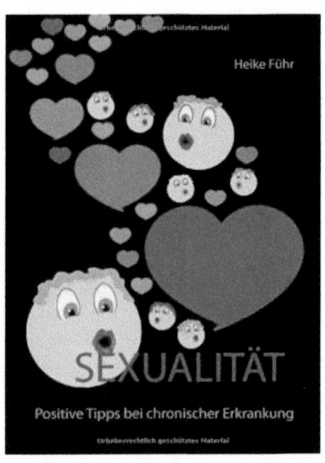

Intimität ist mehr als Sex –
Wenn SEX zur Nervensache wird…

Kaum ein Gebiet ist so intim, Scham – und Angstbesetzt, wie die eigene und die Paar-Sexualität. Und kaum etwas anderes in einer Beziehung macht uns so verletzlich. Dabei ist Sexualität eine wundervolle Möglichkeit, Nähe zum geliebten Partner herzustellen und zu halten, oder in schwierigen Lebensphasen nicht den „Kontakt" zueinander zu verlieren. Aber besonders wenn ein Paar mit der Diagnose einer chronischen Erkrankung, wie z. B. MS, konfrontiert wird, versteht man, wie wichtig es ist, sich gegenseitig zu begreifen. Hier hilft die Autorin mit Ratschlägen, die sie auf Grund vieler Recherchen und Interviews mit an „Multipler Sklerose" - Erkrankten führte. Aber auch für Singles hält die Autorin Vorschläge bereit! Alltagsnah und somit sowohl für „Gesunde" als auch für chronisch Kranke, ist dieses Buch ein Begleiter in Sachen Sexualität. Behutsam wird der Fokus auf das gegenseitige Verstehen und Vertrauen gelenkt und zeigt Gesprächs-Formen auf. Ein kurzweiliger und lebensnaher kleiner Ratgeber, der in keinem Haushalt fehlen sollte.

Taschenbuch: 68 Seiten - Verlag: Books on Demand; Auflage: 1 (24. September 2014) - ISBN-10: 3735793991

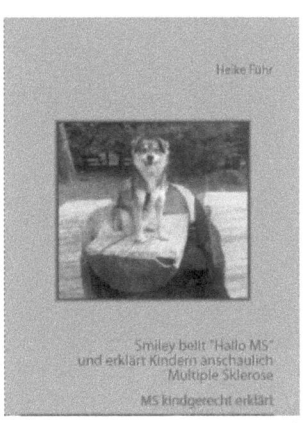

Smiley erklärt Kindern MS

Dieses anrührende Kinderbuch beschreibt an Hand von dem süßen Mischlingshund Smiley und seinen beiden Freunden Fine und Balou anschaulich und sehr kindgerecht, was Multiple Sklerose (MS) ist. Smiley erklärt äußerst behutsam auf der Ebene des Kindes, wie sich MS äußern kann und wie es einem betroffenen Elternteil oder anderen betroffenen Angehörigen und Freunden mit MS gehen kann. Mit schönen authentischen Fotos und lustigen Geschichten aus seinem Hundeleben verknüpft er diese Botschaft so zartfühlend und hinreißend, dass Kinder bei der Begeisterung über den Hund Smiley und seine Freunde die Dramatik einer chronischen Erkrankung zwar begreifen, sie aber niemals als bedrohlich erleben. Die Autorin hat sich ihre jahrzehntelange Berufserfahrung als Erzieherin mit vielen pädagogischen und psychologischen Weiterbildungen zu Nutze gemacht und empathisch ein Kinderbuch, das auch gleichzeitig ein Ratgeber ist, geschrieben. Ein Buch, das man auch Erwachsenen zum besseren Verständnis der MS in die Hand drücken kann.

Der komplette Erlös geht an den Tierschutzverein Santorini e.V.

Taschenbuch: 48 Seiten - Verlag: Books on Demand; Auflage: 1 (24. Februar 2015) - ISBN-10: 373476730X

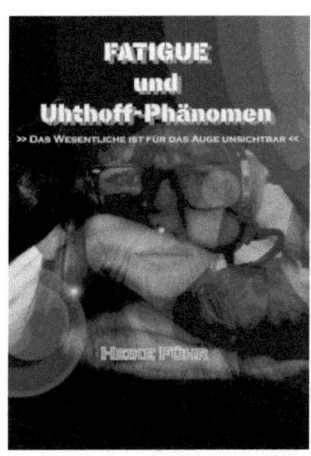

FATIGUE und UHTHOFF-PHÄNOMEN

MS (Multiple Sklerose) ist die Krankheit mit den 1000 Gesichtern. Autorin Heike Führ hat bereits 5 MS-Begleitbücher geschrieben und widmet sich hier jenen zwei UNSICHTBAREN Symptomen der MS, die sie aus eigener Erfahrung sehr gut kennt. Denn gerade die unsichtbaren Symptome schränken das Leben eines MS'lers ein, da sie man ihnen oft nicht glaubt. Die Fatigue und das Uhthoff-Phänomen belasten den MS- Alltag teilweise so allumgreifend und zerstörerisch, dass viele Betroffene bereits früh die Erwerbsminderungsrente erhalten und ihr Leben nach diesen beiden Symptomen ausrichten müssen. Mit wichtigen fachlichen Infos und ihren Geschichten beschreibt die Autorin diese beiden Symptome – einmal sachlich, dann wieder emotional und humorvoll. MS'ler werden sich in den Texten wiederfinden und Angehörige können endlich diese schrecklichen Symptome verstehen.
   Bei Bestellung über (www.lesend-helfen.de) gehen 30% des Kaufpreises an die DMSG/ BAER (Kinder mit juveniler MS)

Taschenbuch 99 Seiten - Verlag: Esch-Verlag - ISBN: 978-3-95555-067-7

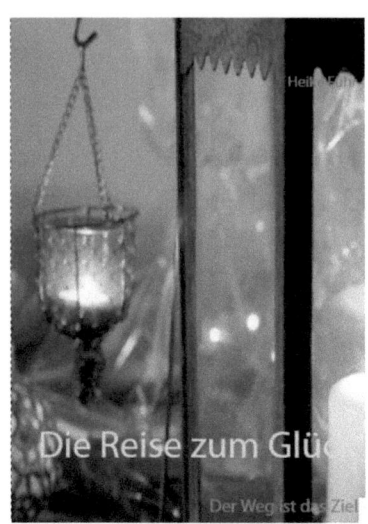

Die Reise zum Glück – Der Weg ist das Ziel

Ein Buch für alle Sinne – zum Anschauen und Genießen, zum Verstehen und Lernen.

Der Weg zum Glück –nicht als Wettbewerb, sondern mit Freude und Achtung der eigenen Persönlichkeit.

Dass Glücksempfinden auch mit einer chronischen Erkrankung möglich ist, zeigt Autorin Heike Führ noch zusätzlich mit liebevoll gestalteten Bildern, Zitaten, Texten und vielen wissenschaftlichen Recherchen auf.

Ein Buch für Gesunde ebenso wie für Gehandicapte – Entspannung pur, viele Anregungen und Tipps.

„Der Weg ist das Ziel" könnte das Motto des Buches sein – geht es eigentlich nur um das wahrnehmen der kleinen großen Dinge im Leben.

Buchdaten:
„Die Reise zum Glück"
204 Seiten (z. Teil farbig) / Verlag: BoD
ISBN: 9-783739-200897
12,99€

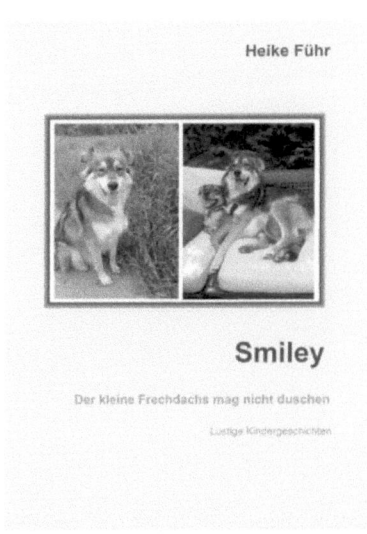

SMILEY – Der kleine Frechdachs mag nicht duschen!

Schon in Band 1 „SMILEY bellt HALLO MS!" erzählt der süße und quirlige Mischlingshund witzige und amüsante Geschichten aus seinem Hundeleben. Nun geht es detaillierter mit all seinen Anekdoten weiter.

Autorin Heike Führ setzt ihre Ausbildung als Erzieherin sinnvoll und kindgerecht ein, indem sie lustig viel Wissen über die Natur, den Straßenverkehr und Vieles mehr vermittelt. Smiley wird zu einem Vorbild und liebevollem Begleiter, der zusammen mit seiner schlauen Hunde-Freundin Fine den Kindern unterbewusst wichtige Werte vermittelt.

Die Sprache ist kindgerecht und doch auch fordernd – ein wichtiger Ausgleich in der Pädagogik.

Buchdaten:
SMILEY – der kleine Frechdachs mag nicht duschen
104 zum Teil farbige Seiten / Verlag: BoD
ISBN 9 783739 243252
7,99 Euro

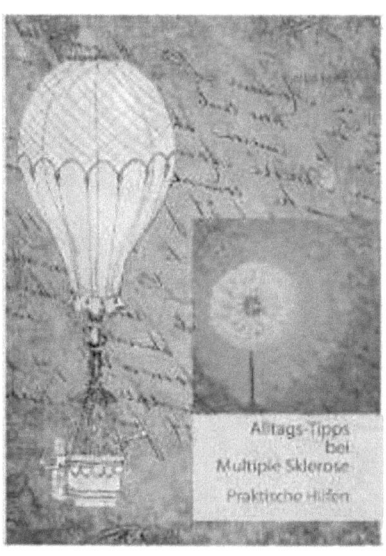

Alltags-Tipps bei MS / Praktische Hilfen

„Alltags-Tipps in vielerlei Hinsicht – das ist die Intention des Buches. Je nach Verlauf und je nach Ausprägung der „tausend Gesichter" der MS wird sich auch der jeweilige Alltag gestalten. Die routinierte Autorin gibt praktische Tipps zu Hilfsmitteln oder Alltags-Situationen ebenso, wie sie mit fachlichen Infos zur Seite steht. Ein Buch zum Lernen und auch Zurücklehnen, zum Schmunzeln und sehr hilfreich mit all den vielfältigen Anregungen. Für MS'ler ist es ebenso geeignet, wie auch für andere körperlich Behinderte.

Lebensnahe auf die Praxis bezogene Tipps bilden den Hauptteil. Sie rundet all dies mit ihren authentischen Texten rund um Behinderungen, wie beispielsweise Multiple Sklerose, ab und hilft damit sowohl Betroffenen, als auch Angehörigen enorm."

Buchdaten:
Autorin: Heike Führ
„Alltags-Tipps bei Multiple Sklerose"
Verlag: BoD, 128 Seiten
ISBN: 9783739224664
Euro: 7,99.-

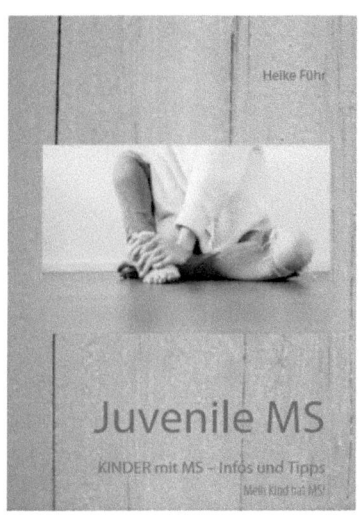

Kinder mit MS

MS-Diagnose: ein Schock!
Aber es ist so wichtig, allen Beteiligten deutlich zu machen, dass es sich zwar um eine momentan noch unheilbare Erkrankung handelt, dass sie aber keineswegs zwangsläufig im Rollstuhl oder mit völliger Hilflosigkeit enden muss. Das Motto des Buches: „MS ist nicht das Ende, sondern nur ein neuer Anfang!"
3-5% der Betroffenen bekommen die Diagnose vor dem 17. Lebensjahr. Es türmen sich Fragen, Ängste und Sorgen, Nöte und vor allem eins: Unsicherheit! Die Zukunft, die bis eben noch überschaubar war, bekommt große Risse, wird unkalkulierbar und unvorhersehbar. Wie mag es Eltern gehen, wenn ihr Kind diese Diagnose erhält? Kaum auszumalen dieser Schock und diese Emotionen, die die Eltern dann überfluten. Wie geht es dem Kind / Jugendlichen, wenn es solch eine Diagnose erhält?
Autorin Heike Führ, die bereits 7 MS-Begleitbücher geschrieben hat, widmet sich nun diesem speziellen Thema rund um die kindliche MS. Mit fachlichen Infos, Tipps und pädagogisch-psychologischen Überlegungen gestaltet sie dieses Buch. MS ist die Krankheit der 1000 Gesichter und so unterschiedlich verläuft sie auch.
Verlag: BoD / ISBN: 9 783739 228792 / 6,99€